Doreen Virtue

Wenn aus Problemen Pfunde werden

Doreen Virtue

Wenn aus Problemen
Pfunde werden

*Wie Sie sich aus den Verstrickungen von
Missbrauch, Stress und Übergewicht befreien*

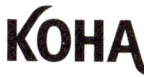

In Liebe und Wertschätzung
für meine Eltern Joan und Bill Hannan

Titel der Originalausgabe:
»Loosing your Pounds of Pain«
Copyright © 1994, 2002 by Doreen Virtue
Original, English language publication by
Hay House, Inc. California USA
Aus dem Englischen von Hanna Goldbach
Lektorat: Birgit-Inga Weber
2. Auflage 2011
Deutsche Ausgabe: © KOHA-Verlag GmbH Burgrain
Alle Rechte vorbehalten
Gesamtherstellung: Karin Schnellbach
Druck: CPI Moravia Books
ISBN 978-3-86728-134-8

Inhalt

Vorwort

Meine Idee zu diesem Buch entstand 1991, während ich in einer Frauen-Psychiatrie mit Opfern von sexuellem Missbrauch arbeitete. Fast jede litt unter tiefem emotionalen Schmerz: Stress, Kummer, Depressionen, Wut und Unzufriedenheit bei der Arbeit, in der Beziehung und im Leben allgemein. »Ist das alles, was ich je erleben werde?«, fragten sie mich auf verschiedenste Weise. Viele dieser Frauen suchten Trost und Sicherheit im Essen. Manchmal nutzten sie es auch zur Selbstbestrafung. Und viele waren überzeugt, dass sie ihr Leid los wären, wenn sie nur abnehmen könnten. Im Lauf der Zeit stellten sie allerdings fest, dass das Gegenteil der Fall war: Sie mussten erst ihr Leid loswerden, dann verschwanden die Pfunde wie von selbst.

Als ich anfing, mich als Psychotherapeutin auf Essstörungen zu spezialisieren, war ich hinsichtlich der Brutalität von Gewalt in Familien ziemlich naiv. Persönlich hatte ich dergleichen nie erlebt. Eine Frau nach der anderen erzählte mir von emotionaler Vernachlässigung, schlimmen Beschimpfungen, Belästigungen, Inzest, Vergewaltigung, kultischen Handlungen und anderen Formen von Kindesmissbrauch. Im Lauf eines Jahres erlebte ich Hunderte von Frauen, die weinten, schrien und unendliche Pfunde von Schmerz freiließen.

Sobald ich mit einer übergewichtigen Frau arbeitete, nahm sie ab. Das führte zu einer enormen Nachfrage. All die Frauen, die mich konsultierten, hatten die verschiedensten

Diäten ausprobiert, aber immer wieder Gewicht zugelegt. Ich hatte das Glück, als Tochter liebevoller, sehr intelligenter und metaphysisch aufgeschlossener Eltern aufzuwachsen. Mein Vater ist Schriftsteller, meine Mutter war Anhängerin der Christlichen Wissenschaft und arbeitete als Beraterin für die Weight Watchers. Wahrscheinlich ist es kein Wunder, dass ich einen Beruf wählte, der eine Mischung dieser Beschäftigungen bildet. Als Therapeutin habe ich vieles eingesetzt, was mich meine Eltern gelehrt hatten: Visualisierungen, Affirmationen, Imagination, Meditation, gesundes Essen und regelmäßiger Sport. In meinen Zwanzigern nutzte ich genau diese Werkzeuge, um mein Dasein zu verwandeln: von einer unglücklichen Existenz in das Leben meiner Träume. (Im Folgenden werde ich Ihnen mehr davon erzählen.)

In den 1980er-Jahren konzentrierte ich mich als Psychotherapeutin darauf, mit meinen Klienten zu entdecken, *warum* sie sich überaßen, statt darauf, *was* sie aßen. Zu jener Zeit war das ein brandneuer Ansatz; heutzutage ist er weit verbreitet. In meinem Buch »The Yo-Yo Syndrome Diet« habe ich meine Forschungsergebnisse über die Zusammenhänge zwischen Emotionen und Übergewicht dargestellt.

Details der Methoden, die ich bei meiner Arbeit mit übergewichtigen Missbrauchsopfern einsetzte, lesen Sie auf den folgenden Seiten. Dieses Buch soll Ihnen als Informationsquelle und praktischer Ratgeber dienen.

Den Schwerpunkt meiner Arbeit bildeten typische Frauenthemen – was sich im vorliegenden Buch widerspiegelt. »Wenn aus Problemen Pfunde werden« wendet sich an Frauen, die aufgrund von Stress, Depressionen, Angst, Beziehungsproblemen oder beruflichen Schwierigkeiten zu viel essen. Was Sie hier finden, ist natürlich auch für Männer nützlich, die derartige Probleme haben. Schließlich halten sich Pfunde des Schmerzes nicht nur an ein Geschlecht. Doch da in erster Linie Frauen meine Unterstützung in Anspruch nehmen, verwende ich in diesem Buch auch meist die weiblichen Pronomen statt umständlicher Formulierungen wie »er/sie« oder »ihm/ihr«. (Anmerkung für die deutsche Ausgabe: In der Regel wird der besseren Lesbarkeit zuliebe auch auf Doppelformen wie »Therapeut/-in« verzichtet; die Bezeichnung »Therapeut« umfasst dann selbstverständlich auch Frauen, die diese Profession ausüben; Entsprechendes gilt für »Klient«, »Patient« usw.)

Anfangs stieß ich auf Widerstände, als ich über die Zusammenhänge zwischen Kindesmissbrauch und Esssucht sprach und schrieb. Heutzutage steht man diesem Konzept offener gegenüber. Manche Therapeuten sind jedoch ins andere Extrem abgedriftet und scheinen davon auszugehen, jede Klientin mit Essstörungen sei sexuell missbraucht worden, selbst wenn sich die Betreffende nicht daran erinnert.

Nicht jede Esssüchtige ist sexuell missbraucht worden! Der Schmerz, den sie in Form ihrer Pfunde mit sich herumträgt, kann unterschiedliche Ursachen haben; ich werde sie im weiteren Verlauf dieses Buches beschreiben.

Trotzdem gibt es tatsächlich viele Opfer von sexuellem Missbrauch, die mit dem Trauma nur zurande kommen, indem sie die Ereignisse verdrängen und vergessen. Ich bin sehr besorgt darüber, dass Medienberichte über »falsche Erinnerungen« und übereifrige Therapeuten womöglich jene Menschen beeinflussen, die dringend Hilfe benötigen. Wie immer nähern wir uns der Heilung eines Problems, indem wir seine Symptome und Wurzeln erkunden. Sobald der Schmerz identifiziert wurde, kann er losgelassen werden. Mit dem Loslassen des Schmerzes schwinden auch die Pfunde.

Ich bin fest davon überzeugt, dass es unserem wahren, natürlichen Zustand entspricht, an Körper und Geist unbeschwert, leicht und licht zu sein und uns unseres Lebens zu freuen, auch wenn wir unsere Pflichten verantwortungsbewusst erfüllen. Wir müssen Schmerzen und Leid nicht blind akzeptieren; sie sind vielmehr ein Signal, dass etwas nicht richtig ist und verändert beziehungsweise geheilt werden will. Es entspricht unserer Bestimmung, gesunde, normalgewichtige Körper zu haben.

Dieses Buch will Ihnen beim Entdecken Ihres wahren, natürlichen Selbst helfen, indem Sie sich Ihrer falschen Hülle von Unzufriedenheit und Übergewicht entledigen.

Dr. Doreen Virtue, Laguna Beach, Kalifornien

Teil I

Das (Über-)Gewicht Ihres Schmerzes verstehen

1

Jenseits des Jo-Jo-Effekts

»Ein ungeprüftes Leben ist nicht lebenswert.«
Sokrates

Jedes zusätzliche Pfund, das Sie in Ihrem Körper mit sich herumtragen, entspricht einem Pfund emotionalem Leid in Ihrem Herzen. Dieses Buch wird Ihnen helfen, Ihr überflüssiges Gewicht loszuwerden, indem Sie diesen Schmerz loslassen.

Wenn Sie schon viele Diäten gemacht haben, doch stets zu Ihrer alten, ungesunden Ernährungsweise zurückgekehrt sind, kann eine psychische Ursache dahinterstehen. Ich habe Tausende von Frauen und Männern behandelt, die nicht aufhören konnten, zu viel zu essen. Ihre Esssucht wurde immer durch emotionale Traumata oder schmerzhafte Situationen ausgelöst: Inzest, Vergewaltigung; Tod eines Elternteils oder eines nahestehenden Menschen; Probleme am Arbeitsplatz oder finanzielle Schwierigkeiten. Immer verbarg sich dahinter ein leidvolles Ereignis aus ihrer Vergangenheit, das wie ein Dorn in einer Pfote in ihnen steckte. Diese Menschen hatten mit diesem Dorn schon so lange gelebt, dass sie sich daran gewöhnt hatten. Sie wollten den Schmerz als etwas akzeptieren, was eben so ist. Aber

13

Schmerz und Leid sind weder normal noch akzeptabel, und die natürliche menschliche Reaktion ist darauf ausgerichtet, den Schmerz lindern zu wollen. Viele von ihnen fanden diese Linderung im Essen.

Im Folgenden zeige ich Ihnen die Schritte, mit denen meine Klienten und Patientinnen ihren Schmerz lösen und loslassen konnten. Sobald ihnen das gelang, verschwand auch der übermäßige Appetit auf Essen: Er normalisierte sich – die Person nahm auf natürliche Weise ab. Das ist keine grobe Vereinfachung. Es beruht auf meinen klinischen Erfahrungen sowie auf gut belegten Studien anerkannter Universitäten und Institutionen aus aller Welt.

In den einzelnen Kapiteln werde ich näher auf diese Studien eingehen. Die Fallgeschichten meiner Patientinnen und Workshop-Teilnehmer lassen Sie daneben einen Eindruck gewinnen, was diese Studien auch für Sie selbst bedeuten können.

In meiner Praxis habe ich einige geradezu wundersame Heilungen von Esssucht erlebt und freue mich, die Geschichten dieser bemerkenswerten Menschen hier weiterzugeben zu dürfen: Alle haben sich mit großem Mut der Herausforderung gewidmet, sich die Dornen aus den Pfoten zu ziehen. Das war natürlich sehr schmerzhaft, aber nur für kurze Zeit. Sobald der Dorn entfernt war, ließ der Schmerz nach.

Bei der Lektüre dieses Buches erinnern Sie sich möglicherweise an Ereignisse Ihres Lebens, die Sie lieber verdrängen würden. Ich möchte hier deutlich zum Ausdruck bringen, dass ich es in keiner Hinsicht sinnvoll finde, den Schmerz über vergangene Ereignisse mit sich herumzutragen oder sich ewig bei einer leidvollen Kindheit aufzuhalten. Leider nutzen viele Menschen die Geschichte des Missbrauchs in ihrer Kindheit als Entschuldigung, dass sie als Erwachsene keine Ausbildung zu Ende bringen oder in ihrer beruflichen Entwicklung auf halber Strecke stecken bleiben.

Es gibt nur einen sinnvollen Grund dafür, eine leidvolle Vergangenheit wieder hervorzuholen: um die Selbstanklage klar zu erkennen, die dafür sorgt, dass Sie sich auch heute noch schlecht fühlen. Unglücklicherweise geben sich viele missbrauchte Kinder selbst die Schuld: »Ich muss ein böses Mädchen sein, wenn Papa mich immer so anbrüllt.« Diese Selbstbeschuldigungen wirken oft noch im Erwachsenenalter nach.

Das wesentliche Ziel dieses Buches liegt also im Aufdecken und Auflösen aller nutzlosen Selbstbezichtigungen, die Sie davon abhalten, sich ein frohes, unbeschwertes Leben zu erschaffen.

Ein normales Körpergewicht ist Ihre wahre Natur

Ein zufriedener Mensch nimmt normale Portionen an Nahrung zu sich und bleibt körperlich fit. Sein Körper mag zwar nicht superschlank wie der eines Models oder muskulös wie bei einem Athleten sein, aber er strebt auch nicht danach, »perfekt« zu sein. Ein glücklicher Mensch hat einen normalen Körper und nimmt Nahrung auf, um sich mit Energie zu versorgen. Er muss nicht essen, um sich abzulenken oder zu trösten.

Wer eine gewalttätige Beziehung, ein schweres Trauma oder übermäßigen Stress erlebt, sucht nach einer Möglichkeit, sich besser zu fühlen. Essen kann einen gewissen Schutz vor schmerzhaften Erinnerungen und unangenehmen Emotionen bieten. Aber im Übermaß macht es die Person wieder zum Opfer. Dick zu sein bringt schmerzhafte soziale Konsequenzen mit sich.

Es spricht nichts dagegen, abnehmen und einen gesunden Körper haben zu wollen. Menschen, deren Gewicht stark schwankt, merken besonders deutlich, wie die Welt auf Fettleibigkeit reagiert. Wer schlank ist, wird mit mehr Respekt, Bewunderung und Aufmerksamkeit bedacht: Als Frau bekommt man von Männern höflich die Tür aufgehalten und erhält Komplimente. Doch mit etwas mehr Speck auf den Rippen bemerkt einen niemand mehr. Man ist nichts Besonderes mehr, nur noch »Durchschnitt«.

Wir können uns darüber ärgern, dass in dieser Gesellschaft so viel Wert auf die äußere Erscheinung gelegt wird, aber das wird sich nicht so schnell ändern. Wissenschaftliche Untersuchungen bestätigen es: Wer schlank ist, wird bevorzugt behandelt. Schlanke erhalten eher einen Job und wahrscheinlich ein höheres Einstiegsgehalt als Dicke. Sie gelten als klüger und freundlicher.

Übergewichtige Menschen – Kinder wie Erwachsene – werden in unserer Gesellschaft offen und versteckt diskriminiert. Der übergewichtige Mensch steckt in einem leidvollen Teufelskreis: Das ursprüngliche, schmerzhafte Ereignis – sei es sexueller Missbrauch, emotionale Vernachlässigung, eine sinnentleerte Ehe oder eine unbefriedigende Arbeitsstelle – hat die Person dazu gebracht, Trost im Essen zu suchen; dadurch nahm sie zu und wird nun auch noch von der Gesellschaft dafür bestraft, dick zu sein.

Ich habe 10 Jahre lang mit esssüchtigen Menschen gearbeitet. In dieser Zeit habe ich unzählige leidvolle Geschichten gehört, in denen alles Mögliche vorkam: von unglücklichen Ehen bis zu schwerem Kindesmissbrauch. Diese frustrierten

Menschen gaben nicht jemand anderem die Schuld an ihrem Übergewicht – nicht im Geringsten. Sie rangen nur damit, ihren Frieden zu finden. Ihr Schmerz entstammte einer Mischung aus Unwohlsein mit sich selbst sowie Traurigkeit, Anspannung, Angst und unterdrückter Wut – und es fiel ihnen sehr schwer, damit zu leben. Während des Essens empfanden sie eine gewisse Linderung ihres Schmerzes, doch danach waren das Unbehagen und die Schuldgefühle nur noch größer.

Rebecca, eine meiner Klientinnen, beschrieb diesen leidvollen Kreislauf: »Ich will einfach glücklich sein – aber ich weiß nicht, wie. Glück ist für mich ein beinahe abstraktes Konzept, etwas, das ich aus Filmen kenne. Ab und zu habe ich es gespürt, zum Beispiel als ich frisch in meinen Mann verliebt war oder nach der Geburt meines Sohnes. Für mich bedeutet Glück, dass ich die Leere und Traurigkeit, die ich die meiste Zeit empfinde, nicht so sehr bemerke.«

Rebecca erzählte, beim Essen komme sie einem Gefühl von innerem Frieden am nächsten. »Aber selbst wenn ich esse, bin ich nicht hundertprozentig glücklich. Ein Teil von mir beobachtet mich, wie ich die Sachen in mich hinein-schlinge, und ich ekle mich vor mir selbst. Ich weiß, wie sich diese Fresserei auf mein Gewicht auswirkt, aber manchmal ist Essen das Einzige, was sich für mich gut anfühlt.«

Erfreulicherweise kann ich berichten, dass Rebecca genau wie andere gelernt hat, anstelle des übermäßigen Essens andere Aktivitäten zu finden, die ihr nachhaltiger zu inne-rem Frieden und Wohlsein verhalfen. Später werde ich mehr von Rebecca erzählen.

Der Umgang mit ungeklärten Problemen

Haben Sie Mühe, Ihr normales Gewicht zu halten? Fühlen Sie manchmal einen unwiderstehlichen Drang, etwas zu essen, obwohl Ihr Verstand schreit: »Tu's nicht!«? Machen Sie immer wieder die Erfahrung, dass Diäten und Abnehmprogramme bei Ihnen nicht funktionieren?

Wenn Sie auch nur eine dieser Fragen mit Ja beantwortet haben, würde ich wetten, dass es in Ihrem Leben einen ungeklärten Bereich gibt. Es kann ein Thema aus Ihrer Kindheit sein oder etwas aus Ihrem gegenwärtigen Leben, vielleicht hinsichtlich Ihrer Arbeit, Ihrer Finanzen oder Ihrer Beziehungen. Der erste wichtige Schritt liegt darin, sich der Situation bewusst zu sein; aber es reicht nicht, um Sie von der Esssucht zu befreien.

In meinem Buch »The Yo-Yo Syndrome Diet« habe ich den Zusammenhang zwischen Emotionen und Esssucht beschrieben: wie die mit Stress, Ärger, Langeweile und Eifersucht zusammenhängenden intensiven Gefühle nur durch Essen erträglich erscheinen und wie ein niedriges Selbstbewusstsein zu übermäßigem Essen führen kann. Allerdings waren die Informationen damals eher oberflächlicher Art.

In diesem Buch gehe ich tiefer auf die Faktoren ein, die Menschen dazu bringen, verzweifelt Essen in sich hineinzustopfen. Ich beschreibe, wie Alkoholismus in einer Ursprungsfamilie die Wahrscheinlichkeit erhöht, dass jemand zu viel Zucker und Weißmehl zu sich nehmen wird. Ich zitiere Studien, in denen nachgewiesen wurde, wie traumatische sexuelle Erfahrungen das Selbstbild zerstören können. Ein sexuell traumatisiertes Mädchen kann zum Beispiel versuchen, ihren gesunden, natürlichen sexuellen Zustand zu verbergen, indem sie ihn entweder unter Fett begräbt oder weghungert.

Dieses Buch kann unbewusste Prozesse auslösen, die Sie bei der Befreiung von Ihren Pfunden des Leids unterstützen. Wenn Sie die Fragen in einigen der Kapitel für sich beantworten, durchlaufen Sie einen gewissen psychotherapeutischen Prozess, denn es sind genau dieselben Fragen, die ich meinen Klientinnen stelle.

Beim Lesen der Fallgeschichten werden wahrscheinlich Gefühle auftauchen; vielleicht fühlen Sie sich unwohl oder traurig. Dies sind wertvolle Emotionen, die nicht gemieden zu werden brauchen. Ich verspreche Ihnen genau wie allen meinen Klientinnen, dass Ihr Unwohlsein einem Gefühl der Erleichterung und des Friedens weichen wird. Ich bitte Sie daher, dieses vorübergehende Unbehagen auszuhalten und weiterzulesen, damit Sie zum Regenbogen am Ende des Wegs gelangen. Sie – ja, Sie! – sind dieser Mühe wert.

Verschiedene Wege zum selben Ziel

Ich staune immer wieder über die deutlichen Muster des Schmerzes bei Esssüchtigen. Meinen Weg als Therapeutin habe ich nicht mit der Absicht begonnen, diesen Schmerz zu suchen. Er entfaltete sich einfach vor meinen Augen und wurde offensichtlich.

Jeder übergewichtige oder zwanghaft mit seinem Gewicht beschäftigte Mensch, mit dem ich gearbeitet habe, litt unter den beschriebenen inneren Schmerzen. Sie alle suchten nach Linderung, nach innerem Frieden und Selbstakzeptanz – nur auf sehr unterschiedliche Weise. Viele hatten traumatische sexuelle Erfahrungen erlitten: Date Rape (Vergewaltigung während einer Verabredung), Inzest, Belästigungen, übergriffige Liebkosungen oder psychischen sexuellen Missbrauch. Andere hatten eine relativ normale, glückliche Kindheit ohne Missbrauch oder Alkoholismus, wurden jedoch emotional vernachlässigt, weil die Aufmerksamkeit ihrer Eltern ganz vom Beruf oder eigenen Angelegenheiten absorbiert war.

Wer sich heute mit Essen tröstet, hat oft in den Beziehungen seiner Kindheit und Jugend wenig persönliche Anteilnahme erfahren. Diese Menschen haben nicht gelernt, ihr Wohlbefinden durch das Zusammensein mit anderen zu nähren. Ihre primären Liebesobjekte bestanden im Essen oder in materiellen Dingen.

⊙ Annette, eine 43-jährige Managerin und geschiedene Mutter zweier Kinder, erzählte mir, sie habe sich schon immer hässlich gefühlt. Sagte ihr ein Mann: »Ich liebe dich«, glaubte sie ihm nicht. Stets erwartete sie, dass die Männer sie um einer anderen, hübscheren Frau willen verlassen würden. Wie sollte sie auch hübsch aussehen mit diesen 13 Kilo Übergewicht, die sie mit sich herumschleppte?

In der Therapie fand Annette jedoch heraus, dass ihr niedriges Selbstbewusstsein nicht von ihrem Übergewicht herstammte. Stattdessen sorgte ihr Gefühl, hässlich zu sein, dafür, dass sie dick war. Nach mehreren Wochen therapeutischer Gespräche und Tagebucheinträge begriff Annette: Die sexuellen Annäherungen ihres Onkels hatten im Alter von 9 Jahren ein hungriges Monster in ihr entstehen lassen. Sie erinnerte sich: »Mein Onkel passte oft auf meine Schwester und mich auf und machte Dinge mit mir, die er ›unsere

Geheimnisse‹ nannte. Am Anfang grenzten seine Annäh-
rungsversuche noch ans Sexuelle, wie Küsse auf den Mund
oder dass er mich badete. Doch dann begann er, an meinen
Genitalien herumzufummeln, erst äußerlich, aber dann
steckte er seine Finger in meine Vagina. Ich weiß noch, dass
ich große Angst hatte. Ich fürchtete mich vor ihm. Er sagte,
meine Eltern würden sich schrecklich streiten und scheiden lassen, wenn sie von unseren besonderen Geheimnis-
sen wüssten. Also habe ich niemandem etwas gesagt. Heute
begreife ich, wie sehr mich das alles angewidert hat und wie
ich diesen Ekel gegen mich selbst wendete. Ich gab mir selbst
die Schuld, weil ich es nicht schaffte, mich gegen Onkel
Frank zu wehren. Aber was hätte ich schon tun können? Ich
war nur ein Kind, doch durch den Inzest fühlte ich mich
wie ein großes, fettes Nichts!«
Annettes Wahrnehmung ihrer selbst als »großes, fettes
Nichts« wirkte sich auf ihr ganzes Leben aus. Sie ging davon
aus, dass niemand sie mochte und achtete, also fand sie
selten Freunde. Von ihren Eltern und Geschwistern fühlte
sie sich verraten, weil diese zuließen, dass Onkel Frank auf
sie aufpasste. Ihre kurze Ehe, aus der zwei Söhne hervorgin-
gen, endete, als Annette hinter die außereheliche Affäre
ihres Mannes kam. »Du willst ja nie Sex«, hatte ihr Mann
sich beklagt.
In diesem leidvollen Dasein empfand Annette Essen als
den einzigen Freund, auf den sie sich verlassen konnte. Es
war da, wenn sie einsam war, und lenkte sie ab, sobald sie
sich langweilte. Im Grunde sehnte sich Annette nach einer
befriedigenden Beziehung mit einem anderen Menschen.
Sie war überzeugt, sie müsse schlank und attraktiv aussehen,
um Liebes- und Freundschaftsbeziehungen in ihr Leben zu

ziehen. Ein- bis zweimal pro Jahr rang sie sich zu einer Diät durch, aber sobald sie sich von ihrem besten Freund, dem Essen, abwandte, tauchten die mit dem Inzest verbundenen Gefühle auf: Ärger, Frustration und Selbsthass. Erst durch die Therapie war Annette in der Lage, ihre überflüssigen 13 Kilo nachhaltig loszuwerden.

Sobald ein Mensch in einen aus einer Depression entstehenden Fresszyklus geraten ist, ist es schwer, ohne äußere Hilfe wieder herauszukommen. In den folgenden Kapiteln finden Sie Schritt-für-Schritt-Methoden, um den »emotionalen Hunger« zu lindern – was dazu beiträgt, durch Depression, Kummer, Schuldgefühle, Ärger oder Stress ausgelöste Fressattacken abzubauen.

Das primäre Ziel dieses Buches liegt darin, Ihrem emotionalen Hunger zu begegnen. Ich bin fest davon überzeugt, dass das zugrundeliegende Thema des Übergewichts eigentlich ein Appetit-Problem ist: Wären Sie nicht ständig emotional hungrig, würden Sie nicht so viel essen – und dann wäre auch Ihr Gewicht normal.

Ich habe vier primäre Emotionen herausgearbeitet, die zu Esssucht führen: Angst, Wut, Anspannung und Scham [engl.: »**F**ear, **A**nger, **T**ension and **S**hame«, abgekürzt FATS (dt.: »Fette«), also fett machende Gefühle]. Diese Gefühle sind oft Zeichen für ungeklärten Stress und Missbrauch. Durch die Lektüre dieses Buches können Sie lernen, Angst, Ärger, Anspannung und Scham in Vergebung, Akzeptanz und Selbstvertrauen umzuwandeln (engl.: **F**orgiveness, **A**cceptance and **T**rust of your **S**elf). Und noch besser: Sobald Sie den Schmerz und die damit verbundenen Pfunde losgelassen und die Vergangenheit hinter sich gelassen haben, dürfen Sie das Ganze vergessen (engl.: Forget All That Stuff).

Zunächst werde ich Sie allerdings bitten, sich auf Teile Ihrer Vergangenheit einzulassen, an die Sie sich eventuell nicht gerne erinnern. Schmerz ist schließlich nicht angenehm. Doch meine Bitte hat einen klaren Zweck. Wenn Sie nicht esssüchtig wären oder andere Anzeichen für ungeklärten Missbrauch aufwiesen (wie Depressionen, Schlafstörungen, Beziehungsprobleme usw.), würde ich sagen: »Vergessen Sie einfach die Vergangenheit, lassen Sie sie hinter sich!« Doch wenn Sie zwanghaft zu viel essen und mit gewöhnlichen Diäten nicht weitergekommen sind, müssen Sie wohl aus Ihrer Vergangenheit noch etwas lernen, bevor Sie sie hinter sich lassen können. Der unverarbeitete Schmerz vergangener Ereignisse ist vermutlich ein Auslöser für Ihre Fressattacken. Ich empfehle Ihnen, den Schmerz vergangener Ereignisse aufzulösen, weil er Sie der Chance beraubt, heute glücklich zu sein. Wenn Sie chronisch zu viel essen, haben Sie wahrscheinlich Ihre Wut gegen sich selbst gerichtet. Solche ungeklärten Gefühle können verunsichernd und beängstigend sein.

Indem wir zum ursprünglichen Trauma oder den Traumata zurückkehren – und sei es auch nur kurz –, ermöglichen wir dem aufgestauten, ungeklärten Ärger, sich zu zeigen. Wir lenken ihn nach außen und arbeiten dann daran, wieder Vertrauen aufzubauen, sowohl in Sie selbst als auch auf andere, die dessen wert sind. Dann können wir die Vergangenheit loslassen und zugleich den damit verbundenen Schmerz. Endlich kommt der Zeitpunkt für »Forget All That Stuff – Vergiss das ganze Zeug«! Ist der Schmerz aufgelöst, dann werden das Fett und der übermäßige

Appetit nicht mehr gebraucht. Jetzt schleppen Sie keinen Ärger, keinen Schmerz mehr mit sich herum. Nun brauchen Sie diese destruktiven Gefühle auch nicht mehr hinter Essen und Fett zu verbergen. Ihr Appetit wird sich normalisieren, Ihre Pfunde werden dahinschmelzen.

Die therapeutische Arbeit, die Sie beim Lesen durchlaufen, wird Ihren emotionalen Hunger reduzieren. Sie werden abnehmen, einfach weil Sie seltener zu viel essen und naschen. Die Prinzipien von »Wenn aus Problemen Pfunde werden« lassen sich mit jeder Art von ausgewogener, fettarmer, kalorienbewusster Diät und sportlicher Betätigung vereinbaren.

Studien von anerkannten Institutionen wie der Universität von Manchester, dem Cornell Medical Center und der Universität von Oxford zeigen eine klare Verbindung zwischen sexuellem Missbrauch und affektiven Störungen, meistens Depression. Die Studien weisen auch darauf hin, dass depressive Missbrauchsopfer hauptsächlich durch übermäßiges Essen versuchen, ihre Situation zu bewältigen. Cornell berichtet darüber hinaus, dass fettleibige Menschen fünf Mal häufiger unter affektiven Störungen leiden als Normalgewichtige.

Weitere Untersuchungen anerkannter amerikanischer und internationaler Universitäten bestätigen den Zusammenhang zwischen Übergewicht und psychischem Schmerz:

- Frauen sind zehn Mal häufiger Opfer von sexuellem Missbrauch als Männer. Die gleiche Frauendominierte Proportion findet sich auch bei Essstörungen. (Devine, 1980)
- Eine Studie mit 54 fettleibigen Menschen, die an

einem Programm zur Gewichtsreduktion teilnah-
men, ergab, dass affektive Störungen und gegenwärtige oder vergangene psychiatrische Krankheiten
– vor allem Depression und Dysthymie – unter
diesen Menschen fünf Mal stärker vertreten waren
als im Bevölkerungsdurchschnitt. (S.J. Goldsmith,
1992)

- Frauen, die vor Vollendung ihres 14. Lebensjahres
gegen ihren Willen sexuellen Verkehr hatten, neigen
sehr viel öfter zu Essstörungen als Frauen, die später
und/oder willentlich sexuelle Erfahrungen machten.
(Calam, 1989)

- Menschen mit Essstörungen hatten in ihrer Ver-
gangenheit zwei bis vier Mal häufiger mit sexuellem
Missbrauch zu tun als der Bevölkerungsdurchschnitt.
(Tice u.a., 1989)

- Etwa 20 Prozent der Amerikanerinnen leiden unter
Essstörungen. Ich bin davon überzeugt, es ist kein
Zufall, dass ebenfalls 20 Prozent der Amerikane-
rinnen sexuell missbraucht wurden. (Burgess, 1985)

- Esssüchtige erleben in ihrem Leben deutlich mehr
Stress als »normale Esser«. Eine Studie kam zu dem
Schluss, dass jugendliche Esssüchtige im Vergleich
zu normal essenden Jugendlichen unter einem 250-
fach höheren Stress stehen.

Heilung vom Unglücklichsein

Während ich dieses Buch schreibe, gibt es in der gesell-
schaftlichen Diskussion zu Kindesmissbrauch eine dua-
listische Bewegung. Einerseits ist die Bereitschaft groß,

Themen wie Inzest und Vergewaltigung offen anzuerkennen und zu besprechen. Andererseits wächst der Verdacht, manche Therapeuten hätten ihren Klientinnen die Idee womöglich erst eingepflanzt: Durch das Vertrauensverhältnis zum Therapeuten ermutigt und offen, fangen sie an, sich vorzustellen, sie seien als Kind missbraucht worden. Es wird also vermutet, manche Therapeuten vermittelten ihren Klienten die irrige Annahme, es handle sich in ihrem Fall um Kindesmissbrauch.

Sicherlich habe ich schon erlebt, welchen Schaden unerfahrene oder fehlgeleitete Therapeuten anrichten können, und ich kenne auch viele Fälle, in denen es nach meiner Ansicht fraglich ist, ob wirklich Missbrauch betrieben wurde. Doch ich bin davon überzeugt, dass fälschliche Erinnerungen insgesamt eher selten sind. Warum sollte jemand eine falsche Erinnerung an einen Kindesmissbrauch erfinden? Um sein Unglücklichsein zu erklären? Jemand muss schon in sehr schlechter Verfassung sein, um sich so etwas auszudenken. Und wenn die Person wirklich so unglücklich ist, besteht durchaus eine gewisse Chance, dass tatsächlich etwas Derartiges vorgefallen ist.

Ein in Liebe und Sicherheit aufgewachsenes Kind wird zu einem glücklichen, zufriedenen Erwachsenen werden, weil dies unser natürlicher Zustand ist. Natürlich erleben wir alle Stimmungsschwankungen; das ist normal und lässt sich in der Regel auf bestimmte Ursachen und Einflüsse zurückführen. Ein gut im Leben angekommener Mensch fühlt sich jedoch im Wesentlichen zufrieden. Falls jemand die meiste Zeit unzufrieden oder unglücklich ist, stimmt irgendetwas nicht.

Bei der Heilung vom Unglücklichsein geht es nicht darum,

andere oder die Vergangenheit zu beschuldigen. Stattdessen gilt es, die Vergangenheit zu verstehen und aus ihr zu lernen. Nötig ist dazu die Anerkennung und das Verständnis des besonderen Schmerzes, der zu jenen zusätzlichen Kilos geführt hat, um dann Schritte zu unternehmen, die Pfunde abzuwerfen.

In den folgenden Kapiteln werden verschiedene schmerzhafte Situationen beschrieben, die häufig mit zwanghaftem Überessen zusammenhängen. Sie lernen Möglichkeiten kennen, um die Verknüpfung von Kilos und Schmerz zu durchbrechen. Die leidvollen Situationen umfassen die gesamte Bandbreite – vom Furchtbaren bis zum scheinbar Alltäglichen –, doch sie tendieren alle zum selben Effekt, nämlich zur Esssucht.

Ich habe immer versucht, meine Vorschläge praktikabel und einfach zu halten. Oft genug habe ich sogar Selbsthilfebücher aus der Hand gelegt, weil die Ratschläge darin zu kompliziert waren. Was Sie in diesem Buch finden, sind dieselben therapeutischen Vorschläge, die ich auch meinen Klienten jahrelang gegeben habe. Manche Empfehlungen sind in den Workshops entstanden, die ich im ganzen Land gebe und die vielen Teilnehmern geholfen haben, sich von ihren Pfunden des Schmerzes zu lösen.

2

Perfekte Kindheit und andere Mythen

*»Die höchste Lektion, die wir alle zu lernen haben,
ist bedingungslose Liebe, die nicht nur andere einbe-
zieht, sondern auch uns selbst.«*

ELISABETH KÜBLER-ROSS

Emotionaler und psychischer Missbrauch in der Kindheit

Sprach ich mit einem neuen Klienten zum ersten Mal über seinen Hintergrund, hörte ich oft: »Ich hatte eine perfekte Kindheit. Niemand hat mich geschlagen, und meine Eltern waren keine Alkoholiker.« Ich bin sicherlich kein negativer Mensch, der Probleme wittert, wo es keine gibt. Kam jedoch jemand zu mir zur Therapie – besonders wenn es um Depressionen ging – und behauptete, er habe eine perfekte Kindheit gehabt, fand ich häufig Hinweise auf emotionalen Missbrauch. Emotionaler Missbrauch ist schwer zu greifen und subtil; er wird oft nur erkannt, indem Probleme im Erwachsenenalter zu ihren Ursprüngen in der Kindheit zurückverfolgt werden.

Natürlich machen alle Eltern Fehler bei der Erziehung ihrer Kinder. »Perfekte Eltern« gibt es nicht. Und sofern weder mentale Erkrankungen noch Sucht im Spiel sind, wollen auch keine Eltern ihren Kindern etwas Böses antun. Ich möchte hier deutlich zwischen emotionalem Missbrauch und normalen elterlichen Fehlleistungen unterscheiden. Der wesentliche Unterschied besteht darin, dass emotionaler Missbrauch lebenslange Narben und negative Auswirkungen auf die Persönlichkeit hinterlässt. Die Absichten des beteiligten Erwachsenen mögen gut oder schlecht sein – sie entscheiden nicht darüber, ob etwas missbräuchlich ist oder nicht. Noch einmal: Es geht nicht darum, mit dem Finger auf jemanden zu zeigen oder andere als schlecht oder böse abzustempeln. Das nützt niemandem. Wir versuchen nur, uns selbst und unsere Geschichte besser kennenzulernen.

Beginnen wir mit einer weit verbreiteten Form des Missbrauchs: der Vernachlässigung. Bitte bleiben Sie beim Lesen mit der Aufmerksamkeit bei Ihrer eigenen Kindheit. Gehen Sie jetzt keinen Schuldgefühlen gegenüber Ihren eigenen Kindern nach. Dies ist nicht der passende Zeitpunkt, um über Ihre eigenen Fähigkeiten als Mutter oder Vater nachzudenken – Sie tun wahrscheinlich nur das, was Sie einmal gelernt haben. Wenn Sie sozusagen das Thema wechseln und über Ihre Kompetenz bei der Erziehung Ihrer Kinder nachgrübeln, vermeiden Sie, Ihre eigenen Themen zu bearbeiten. Das ist eine übliche Form der Verleugnung und des Herunterspielens.

Wenn Sie zunächst nur bei Ihrer eigenen Geschichte bleiben, wird Ihnen das auf lange Sicht mehr helfen, denn wenn Sie mit sich selbst im Reinen sind, werden Sie auch ein fröhlicherer, gesünderer Elternteil sein.

Vernachlässigte Liebe

Die Frauen, deren Geschichten Sie im Folgenden lesen, haben alle in ihrer Jugend unter Vernachlässigung, der häufigsten Form von emotionalem Missbrauch, gelitten. Ich berichte hier nicht von jammernden, weinerlichen Frauen, vielmehr von stolzen, selbstständigen Personen; sie durchlebten jedoch alle den Schmerz der Esssucht und der Beziehungsprobleme, die durch Vernachlässigung entstanden waren:

⊙ Wenn sich Melanie an ihre Kindheit erinnert, sieht sie ihre Mutter Staub saugen und sauber machen – immer. »In jeder Minute putzte sie das Haus«, erinnert sich Melanie. »Sie war immer in Eile und schlecht gelaunt, weil sie ständig hinter meinen Brüdern und mir herräumte. Ich erinnere mich, wie ich mich schuldig fühlte, weil sie direkt nach dem Essen unsere Teller abwusch.«
Melanies Mutter zeigte im Haushalt offenbar perfektionistische und zwanghafte Neigungen. Sie meinte sicher, eine »gute Mutter und Ehefrau« zu sein, wenn sie das Haus makellos sauber hielt. Das war zu jener Zeit eine starke kulturelle Haltung, die man auch heute noch vorfinden kann. Zwischen Ordnungsliebe und häuslicher Reinlichkeit einerseits sowie dem pausenlosen, täglichen Schrubben und Polieren andererseits besteht allerdings ein Unterschied. In letzterem Fall ist die »Hausfrau« möglicherweise eher darum bemüht, zwischenmenschliche Kontakte zu vermeiden. Zwanghaftes Putzen ist genau wie Workaholismus und andere Süchte ein Weg, Intimität zu umgehen.
Kinder brauchen jedoch eine emotionale Verbindung zu

ihren Eltern, und die Kinder solcher »Superhausfrauen« sind oft verwirrt. Sie scheinen eine perfekte Mutter zu haben, die gutes Essen kocht und all ihre Sachen bügelt. Von außen mag diese Art von Mutter vollkommen erscheinen, weil ihr Haus blitzblank und wie aufgeleckt ist und ihre Mahlzeiten jedem Restaurant zur Ehre gereichen würden. Doch Kinder aus solchen Haushalten empfinden oft eine innere Leere, weil ihnen die emotionale mütterliche Fürsorge fehlt.

Wenn diese Kinder älter werden, versuchen sie, die Leere mit Dingen wie Essen vollzustopfen – was ihnen ein Gefühl der Sattheit und der Taubheit vermittelt – oder mit oft zwanghaft erworbenen materiellen Gegenständen. Wieder andere versuchen, das Vakuum mit Menschen zu füllen; sie scheinen Liebschaften zu »sammeln«, statt sich auf eine einzige, intime Beziehung einzulassen.

Hier sind verschiedene Fallstudien von Frauen, die wegen Gewichtsproblemen zur Therapie kamen. Jede von ihnen erklärte, sie fühle sich leer, unvollständig oder unzufrieden mit sich selbst und ihrem Leben. Sie hatten angefangen, zwanghaft zu essen – in dem Versuch, die innere Leere zu füllen. Natürlich kann das Völlegefühl nach übermäßiger Nahrungsaufnahme das Gefühl innerer Leere vorübergehend betäuben, doch sobald die Speisen verdaut sind, kehrt die Leere zurück – und mit ihr der Ekel vor sich selbst, weil man sich wieder hat hinreißen lassen.

Sie werden sehen, dass es jeder dieser Frauen an emotionaler oder psychischer Nahrung fehlte. Ihre Eltern waren zwar körperlich präsent, aber emotional abwesend.

◉ Wenn die kleine Wanda von der Schule kam, war ihre nicht berufstätige Mutter zwar daheim, lag aber meistens stockbetrunken auf dem Sofa. Wanda musste sich allein beschäftigen, denn sie schämte sich, Freundinnen einzuladen. Einmal musste sie sogar das Erbrochene ihrer Mutter aufwischen. Wandas Mutter war zwar körperlich anwesend, aber emotional war sie nie für ihre Tochter da.

◉ Ähnlich wie Wandas Mutter war auch Edwinas Mutter süchtig, nur nach Medikamenten. Sie leugnete jedoch, ein Problem zu haben; schließlich hatte ihr der Arzt die Drogen verschrieben. Die Beruhigungsmittel machten sie reizbar und unberechenbar. Oft schrie sie Edwina und ihre Schwester aus unerfindlichen Gründen an. Doch die meiste Zeit starrte sie bloß mit leerem Blick vor sich hin.

◉ Der Schmerz, den Joyce erlebte, ist nur allzu vielen Frauen bekannt. Hier liegt zwar kein Missbrauch im eigentlichen Sinne vor, aber ich füge ihre Geschichte ein, weil das Phänomen so weit verbreitet ist:
Joyce hatte nie das Gefühl, von ihrem Vater genug zu bekommen. Also wählte sie später immer Männer, die ihrem Vater ähnelten: unnahbar, distanziert und gefühlsarm. Unbewusst suchte sie in ihnen nach der Liebe und der Anerkennung ihres Vaters. Sie setzte alles daran, aus ihnen warmherzige Liebhaber zu machen, und glaubte, wenn sie es nur richtig anstellte, würden sich diese Männer ändern. Doch schließlich verließ sie sie immer wieder, weil ihre emotionalen Bedürfnisse unerfüllt blieben.

Ich will für dieses weit verbreitete Szenario nicht den Vätern die Schuld geben, sie als schlecht abstempeln oder behaupten, sie hätten sich absichtlich so verhalten. Aber viele Frauen fühlen sich leer oder verletzt, weil ihre Väter den Töchtern nicht genug Liebe, Zärtlichkeit und Aufmerksamkeit zukommen ließen.

⊙ Mary Anns Vater litt unter manischer Depression, einer Krankheit, die in Familien viel Schaden anrichten kann. Eben noch war ihr Vater ein lebhafter, freundlicher, kameradschaftlicher Papa gewesen, und im nächsten Augenblick verzog er sich ins Schlafzimmer und wollte nicht mehr angesprochen werden. Mary Ann wusste nie, in welcher Stimmung sich ihr Vater gerade befand, und schlich immer auf Zehenspitzen durchs Haus, für den Fall, dass es ihm gerade schlecht ging. Bis heute hat sie Schwierigkeiten, sich in Gegenwart männlicher Autoritätspersonen zu entspannen.

⊙ Angela war die Älteste von fünf Geschwistern. Da ihre Mutter durch eine chronische Krankheit geschwächt im Bett lag, musste Angela die Fürsorge für die Familie übernehmen. Sie vernachlässigte ihre Hausaufgaben, um einzukaufen, für alle zu kochen und für ihre Mutter zu sorgen. Sie kümmerte sich darum, dass ihre kleineren Geschwister ihre Hausaufgaben erledigten, und schaffte darüber ihre eigenen nicht.

Im Erwachsenenalter erging es Angela nicht anders: Sie kümmerte sich um alle, nur nicht um sich selbst. »Für andere zu sorgen, ist richtig«, war ihre tiefe Überzeugung, sodass sie fürchtete, egoistisch zu sein, wenn sie sich selbst etwas gönnte.

Sicherlich versuchen die meisten von uns, freundliche, rücksichtsvolle und liebevolle Menschen zu sein, doch Angelas Fall lag anders. Tief in ihrem Herzen grollte sie nämlich den anderen. Sie grollte ihnen, weil sie ihre Freundlichkeit ausnutzten und sich niemand um ihre, Angelas, Bedürfnisse kümmerte. Essen war ihre Art, sich zu wehren, neben den vielen Streitereien mit ihrem Mann.

Als die Waage über die 90-Kilo-Marke wanderte, suchte sie sich endlich Hilfe. In der Therapie lernte Angela, wie sie zwischen ihrem Wunsch, für ihre Familie zu sorgen, und der Befriedigung ihrer eigenen Bedürfnisse ein gutes Gleichgewicht finden konnte. Sie lernte, einfache Vergnügungen wie einen Ausflug mit den Kindern in den Park oder das Brotbacken mit ihrer Tochter zu genießen. Statt innerlich abzulehnen, was sie für andere tat, konnte sie anfangen, es wertzuschätzen. Sie beschloss, ihr Verständnis von Egoismus zu ändern, und nahm sich mehr Zeit für sich selbst. Das Ergebnis diente sowohl Angela als auch ihrer Familie: Sie wurde eine fröhlichere und zufriedenere Mutter und Ehefrau und es machte mehr Spaß, mit ihr zusammen zu sein. Sie fing an, sich sportlich zu betätigen, und ihr Gewicht nahm genauso ab wie ihr übermäßiger Appetit und ihr Groll.

⊛ Rosie hatte ähnlich wie Angela das Gefühl, ihre Kindheit verpasst zu haben. Sie war das einzige Kind einer alleinerziehenden Mutter, die ihre Tochter zu ihrer besten Freundin und Beraterin machte. Rosies Mutter redete mit ihr über intime Details ihrer Männerbeziehungen und fragte das Mädchen dabei immer wieder um Rat.

Rosie war jedoch emotional überfordert als Freundin ihrer

Mutter herzuhalten. Sie brauchte es, bemuttert zu werden, anstatt selbst die Erwachsene zu spielen. Rosies Mutter hatte ihrer Tochter die Elternrolle aufgedrängt. Emotional unreife, chemisch abhängige oder psychisch gestörte Eltern tun so etwas häufig. Dieser Mangel an elterlicher Fürsorge führte bei Rosie zu Ärger und Traurigkeit. Sie fühlte sich ihrer Kindheit beraubt. Schmerzlich vermisste sie eine normale Mutter-Tochter-Beziehung und mochte als Erwachsene nun ihrer Mutter nicht die geringsten Gefälligkeiten erweisen. Innerlich wütete sie und dachte: »Ich will nicht für sie sorgen! Schließlich hat sie all die Jahre auch nicht für mich gesorgt!«

Diese Gedanken sprach Rosie jedoch nicht aus, sondern behielt sie für sich. Sie aß, um sich besser zu fühlen, vor allem Seelenfutter wie Brötchen, Kekse, Kartoffelbrei und Käse. Die Struktur dieser Nahrungsmittel und die stimmungsaufhellende Wirkung der Kohlenhydrate (mehr dazu später) beruhigten sie vorübergehend. Doch im Lauf der Zeit holte sie sich mit ihrem aufgestauten Ärger und Kummer 20 zusätzliche Kilos auf die Rippen.

◉ In Jeans Kindheit gab es weder einen Missbrauch im engeren Sinn noch eine Vernachlässigung, aber ich habe ihre Geschichte – sowie jene von Charlene – hier mit einbezogen, weil sie andere Arten demonstriert, wie Eltern unabsichtlich dazu beitragen, dass ihre Kinder esssüchtig werden. Jeans Mutter war eine freundliche, liebevolle Frau. Sie schwärmte von ihren Kindern und redete und spielte stundenlang mit ihnen. Jean lernte viel von ihrer Mutter, unter anderem die Lust und Belohnung durch Essen. Für Jeans Mutter gab es eine Gleichung nach dem Motto »Essen ist

Liebe«. So hatte sie es von ihrer Mutter gelernt und so gab sie es an Jean weiter.

Wann immer Jean etwas gut gemacht hatte – wenn Sie zum Beispiel eine prima Schulnote mit nach Hause brachte oder ihr Zimmer aufgeräumt hatte –, bekam sie zur Belohnung eine Leckerei. Es gab Schokolinsen, wenn sie ihre Hausaufgaben zügig fertig hatte; Kuchen, wenn Sie das Wohnzimmer gesaugt hatte; Kartoffelchips fürs Gassigehen mit dem Hund. Die erwachsene Jean konnte das Essen als Belohnung erst aufgeben, als sie eine Therapie machte. Vorher hatte sie sich jedes Mal, wenn sie es probierte, wie beraubt gefühlt. Als sie begriff, welche Bedeutung sie dem Essen gegeben hatte, erkannte sie den Zusammenhang: Da Essen Belohnung war, fühlte sich die Diät wie eine Bestrafung an.

⦿ Auch Charlene hat schon als Kind gelernt, im Übermaß zu essen. Sie war die Jüngste von elf Kindern einer Familie, in der immer alles knapp war. Es schien nie genug Nahrung da zu sein. Sobald das Abendessen auf dem Tisch stand, stürzten sich Charlenes ältere Brüder darauf, um möglichst viel abzukriegen. Das bewirkte, dass Charlene immer um ihr Essen kämpfen musste.

Als Erwachsene kam Charlene zu mir in die Therapie, um ihre Fressattacken besser zu verstehen. Sobald sie ihre tiefe Angst, es könnte nicht genug zu essen da sein, bewältigt hatte, konnte sie auch ihr Essverhalten in den Griff kriegen. Sie hatte jetzt eine kleine, finanziell abgesicherte Familie, in der sie so viel essen konnte, wie sie wollte. (Leider hatte sie genau das getan und nach ihrer Hochzeit 34 Kilo zugenommen.) Doch sie nahm in demselben Maß ab, wie sie ihre Angst vor Nahrungsmangel und dem Verhungern loswurde.

◉ Michelle lernte in ihrer Kindheit ebenfalls ungesunde Essgewohnheiten, doch auf ganz andere Weise als Jean oder Charlene. Michelles Eltern waren sehr ehrgeizige Geschäftsleute. Ihr Vater arbeitete im Verkauf und Marketing eines internationalen Pharma-Unternehmens, wobei er viel unterwegs war. Die Mutter war eine erfolgreiche Immobilienmaklerin, die sieben Tage pro Woche arbeitete. War sie mal zu Hause, hing sie meistens am Telefon, um Termine zu regeln und Vereinbarungen zu treffen.

Als Einzelkind wurde Michelle von einer Haushälterin aufgezogen. »Ich habe mich immer gefragt, warum meine Eltern überhaupt ein Kind wollten. Sie waren ja doch nie da. Ich sah meine Eltern eigentlich nur zwischen Geschäftsreisen und Besprechungsterminen«, erinnert sich Michelle.

Vielleicht als Ausgleich für ihre Schuldgefühle überhäuften Michelles Eltern sie mit teuren Geschenken. All ihre materiellen Bedürfnisse wurden befriedigt, aber das Mädchen blieb emotional hungrig. Ohne dass es jemand beabsichtigt hätte, lernte sie, ihre normalen menschlichen Bedürfnisse nach Liebe und Zuneigung durch Materielles zu befriedigen. Wenn sie sich einsam fühlte, wandte sie sich ihren Puppen, ihrem Schminktischchen oder dem Kühlschrank zu.

Auch als Erwachsene blieb Michelle sehr auf äußere Dinge fixiert. Sie hatte Schwierigkeiten mit Männern: Sobald es in einer Beziehung ernst wurde, machte sie Schluss. Ihre Angst vor Nähe ging mit einer tiefen Sehnsucht nach Liebe und Sicherheit einher. Doch da sie nie gelernt hatte, mit Menschen umzugehen, fand sie im Essen ihren besten Freund. Ihr ganzes Erwachsenenleben hindurch schwankte ihr Gewicht immer wieder um 13 Kilo, bis sie zur Therapie kam und sich ihrer Angst vor Intimität und Nähe stellte.

⊙ Patty war eine bemerkenswerte Frau, die mich an das Lied »Tears of a Clown« erinnerte. Sie gehörte zu jenen lebhaften, quirligen Menschen, die immer lächeln und schauen, wie sie andere glücklich machen können. Ich glaube, es bereitete ihr wirklich Freude, andere zum Lachen zu bringen. Bei der Arbeit war sie sehr beliebt – sie hatte immer ein offenes Ohr, brachte Selbstgebackenes mit und dachte an alle Geburtstage. Das Problem war: Patty nahm sich nie Zeit, sich selbst glücklich zu machen. Deshalb kam sie zur Therapie.

Ihre Kindheit war von einem eindrucksvollen Überlebenswillen geprägt. Sie war die Ältere von zwei Töchtern einer verwirrten, trunksüchtigen Mutter, die ihre Kinder regelmäßig sich selbst überließ. Patty erinnerte sich an viele Situationen, in denen sie selbst schauen musste, woher sie für sich und ihre kleinere Schwester etwas zu essen organisierte. Wenn sie in der Wohnung nichts Essbares mehr fand, ging sie zu den Nachbarn, um zu betteln.

Manchmal verfrachtete Pattys Mutter die Mädchen ins Auto und fuhr zu Bars. Patty und ihre Schwester saßen dann stundenlang eingeschlossen im Auto, während sich ihre Mutter betrank und nach Männern Ausschau hielt.

Sie lebten in einer heruntergekommenen, ungepflegten Wohnung, in die Patty keine Freundinnen einladen mochte. Gegenüber ihren Mitschülern fühlte sie sich minderwertig. Ihre ganze Kindheit war von Vernachlässigung und Verlassenheit geprägt. Doch das Deprimierendste war: Patty gab sich selbst die Schuld. Statt über den Alkoholismus und das Verhalten ihrer Mutter wütend zu sein, meinte Patty, ihre Mutter habe recht, sie schlecht zu behandeln. »Wäre ich ein lieberes Mädchen, bliebe meine Mutter sicher öfter zu

Hause«, war Patty in ihrer Kindheit überzeugt. Leider übernehmen Kinder auf diese Weise oft die Verantwortung für das Verhalten ihrer Eltern.

So wuchs Patty mit dem Gefühl auf, für das Wohlergehen aller anderen verantwortlich zu sein. Nur zögernd gab sie zu, mehr zu arbeiten, als ihr guttat. Als wir uns die Ursache ihrer Überforderung genauer ansahen, stellte sich heraus, Patty hatte freiwillig angeboten, jeden Nachmittag die Arbeit einer Kollegin fertig zu machen, damit diese früher gehen und sich mit ihrem Freund treffen konnte. Patty wollte sich die Sympathie dieser Kollegin sichern, also übernahm sie mehr, als sie eigentlich bewältigen konnte.

Ihre Neigung zum Märtyrertum führte dazu, dass sie kaum Zeit für sich und ihre Familie hatte. Sie kam nicht vor sechs oder halb sieben aus dem Büro und war dann schrecklich in Eile, um einzukaufen und das Abendessen zuzubereiten. Da sie nie Zeit für sich hatte, trieb sie keinen Sport, und zu allem Überdruss aß sie zu viel, um sich vom Stress des Alltags zu entspannen. Kein Wunder, dass sie bei einer Körpergröße von knapp 1,60 Meter mit mehr als 30 Kilo Übergewicht unglücklich war.

Ein neues Verständnis von Vernachlässigung und Missbrauch

Therapie bedeutete für Patty, die Lektionen ihrer Kindheit wieder zu »verlernen«. Die erwachsene Patty trat ein paar Schritte zurück und erkannte, dass das Verhalten ihrer Mutter von ihrer Alkoholabhängigkeit geprägt war. Nachdem Patty nicht nur intellektuell, sondern auch emotional begriff, dass sich ihre Mutter genauso verhalten hätte, wenn Patty das perfekte Kind gewesen wäre, konnte sie aufhören, sich selbst die Schuld zu geben.

Im Folgenden lesen Sie das Protokoll einer Therapiesitzung mit Patty aus der Zeit, in der wir anfingen, ihre Gefühle über die Vernachlässigung durch ihre Mutter freizulegen.

Therapeutin (ich):	Patty, halten Sie sich mal Ihre Tochter April vor Augen. Sie ist zehn Jahre alt, genauso alt wie Sie damals, als Ihre Mutter begann, Sie und Ihre Schwester allein zu lassen, richtig?
Patty:	Ja, stimmt.
Therapeutin:	Können Sie beschreiben, wie es wäre, wenn Sie April allein lassen und zwei Wochen lang mit Ihrem Mann in Urlaub fahren würden?
Patty:	Sie meinen, ohne Babysitter?
Therapeutin:	Genau. April wäre zwei Wochen lang ganz allein zu Hause.
Patty:	Aber … ich meine …, ich würde doch nie …
Therapeutin:	Und Sie würden ihr für diese zwei Wochen nur wenig Essen hinterlassen und kein Geld.
Patty:	Aber …
Therapeutin:	Sie würden weder den Nachbarn Bescheid sagen, dass sie nach ihr sehen sollen, noch würden Sie sich bei Ihrer Tochter melden.
Patty:	Warum sollte ich so etwas tun?
Therapeutin:	Außerdem wüsste April nicht, wo Sie

	sind oder wie sie Sie im Notfall errei- chen könnte.
Patty:	Das ist völlig absurd! Ich begreife nicht, warum Sie wollen, dass ich mir das vorstelle!
Therapeutin:	Ist denn das, was ich Ihnen gerade erzählt habe, nicht dasselbe, was Sie in Aprils Alter durchgemacht haben?
Patty:	Aber das war etwas ganz anderes.
Therapeutin:	Und warum war es anders?
Patty:	Na, weil ich viel stärker war als April.
Therapeutin:	Wirklich?

Es bedurfte einer ganzen Weile der Diskussion, bevor sich Patty bewusst wurde, dass sie das Verhalten ihrer Mutter verleugnete und verteidigte. Und es war nicht leicht für sie, als sie es begriffen hatte.

Patty (weint):	Ich kann es gar nicht fassen, dass unsere Mutter uns so etwas antun konnte!

Bei meiner Arbeit mit Klienten, die in ihrer Kindheit jahrelang missbraucht worden waren, habe ich diesen Prozess unzählige Male erlebt. Der Verlust einer glücklichen, sicheren Kindheit erfordert echte Trauerarbeit. Dazu gehören folgende Schritte:

1. Erinnern Sie sich an die Ereignisse. Es ist hilfreich, sie in narrativer (erzählender) Form aufzuschreiben, als würden Sie jemandem eine Geschichte erzählen.

2. Treten Sie ein paar Schritte zurück und betrachten Sie die Situation aus objektiver Sicht. Am leichtesten geht das, wenn Sie sich vorstellen, ein anderes Kind – vielleicht Ihr eigenes – hätte das durchlebt, was Sie erfahren haben.

3. Stellen Sie sich die Frage: In welchem Maß ist dieses Kind für den Missbrauch oder die Vernachlässigung verantwortlich? Und in welchem Ausmaß ist der Erwachsene dafür verantwortlich?

4. Wenn die Antwort in Ihnen aufsteigt, achten Sie auf Ihre Gefühle. Vielleicht empfinden Sie gegenüber diesem Erwachsenen unbändige Wut. Verdrängen Sie diese Emotion nicht, auch wenn sie Sie ängstigt. Die jahrelang unterdrückte Wut bildet die Ursache für Ihre übermäßige Nahrungsaufnahme – und auch für Ihre Depressionen, falls Sie darunter leiden.

5. Lassen Sie die Wut heraus. Reden Sie mit einem ausgebildeten Experten darüber – mit jemandem, der einfach zuhört und nicht versucht, Ihnen gute Ratschläge zu geben oder Sie zu trösten. Schreiben Sie Ihre wütenden Gedanken auf Papier. Lassen Sie sie heraus. Aber bleiben Sie sich dabei bewusst, wo Ihre Emotion herrührt. Lassen Sie nicht zu, dass sich Ihre Wut gegen Sie selbst richtet. Viele meiner Klientinnen haben dieses Gefühl verdrängt aus Angst, selbst eine schlechte Mutter zu sein. Doch jetzt geht es nur um Ihre eigene Kindheit. Wenn Sie die Wut loslassen, wird es langfristig auch Ihren Kindern zugutekommen.

Viele fürchten, sie könnten die Kontrolle über sich verlieren und ungewollt Dinge tun, sobald sie einmal die Wut zulassen. Etliche Klientinnen gaben zum Ausdruck, sie hätten Angst, etwas kaputt zu machen oder jemanden zu schlagen. Machen Sie sich deswegen kein Kopfzerbrechen: Verdrängte Wut ist viel gefährlicher als ausgedrückte Wut. Sie werden die Kontrolle über sich nicht verlieren.

6. Wie bereits erwähnt, nützt es niemandem, die Eltern anzuklagen. Es kann die Sache sogar noch verschlimmern. Selbst wenn ein Elternteil oder ein anderer Erwachsener sich Ihnen gegenüber verantwortungslos verhalten hat, ist es besser, diese Person als »krank« und nicht als »böse« zu betrachten. Es wird Ihnen mehr inneren Frieden schenken, wenn Sie Ihre Kindheit aus dieser Perspektive sehen. Sonst hegen Sie nur Ihr Leben lang einen Groll gegen Ihre Eltern – einen Groll, der Sie von innen her auffressen wird. Besser, die Person tut Ihnen leid, als dass Sie sie hassen.

Die Quintessenz lautet: Befreien Sie sich von dem Gefühl, Sie seien für die Leiden in Ihrer Kindheit verantwortlich! Sie waren ein Kind, unschuldig und unbefangen. Das Leid wurde Ihnen durch einen kranken (psychisch kranken, depressiven, süchtigen, abhängigen) Erwachsenen zugefügt. Sie haben die Situation nicht verursacht. Sie haben es mit Sicherheit nicht verdient. Und jetzt, da Sie ein Erwachsener sind, brauchen Sie die Lasten dieses Leidens nicht mehr mit sich herumzutragen. Sie können den Schmerz loslassen. Sie dürfen sich wohlfühlen.

Die Heilung des »Lumpenkind-Syndroms«

Viele Menschen, die in ihrer Kindheit missbraucht wurden, haben das Gefühl, eine Art »Schandmal« auf ihrer Stirn zu tragen.

⊙ Patty (siehe vorne) erinnerte sich, dass ihre Familie einmal von der Mutter einer Schuldfreundin als »weißes Lumpenpack« bezeichnet wurde. Patty fühlte sich auch noch als Erwachsene so. Obwohl sie mit ihrem Mann in einer guten Gegend wohnte und sie ein ausreichendes Einkommen hatten, konnte Patty das Gefühl der Minderwertigkeit nicht loswerden. »Es ist, als könnten mich die anderen durchschauen«, erzählte sie. »Selbst wenn ich ein gutes Auto fahre und schicke Sachen trage, habe ich immer noch das Gefühl, das kleine Mädchen zu sein, das in Klamotten von der Heilsarmee herumläuft.«

Kennen Sie dieses Gefühl, nicht »so gut wie die anderen«, sondern irgendwie »beschädigt« zu sein? Ich nenne es das »Lumpenkind-Syndrom«. Es bedeutet, dass Sie auf ein veraltetes Bild von sich selbst fixiert sind. Sie übernehmen Verantwortung für etwas, das Sie gar nicht sind.
Sie sind nicht beschädigt; Sie sind ein vollständiger Mensch. Sie sind liebenswürdig und achtenswert. Vergeuden Sie nicht Ihre kostbare Lebenszeit, indem Sie an den Leiden der Vergangenheit festhalten. Damit meine ich nicht, dass Sie es vergessen oder so tun sollen, als wäre nie etwas gewesen. (Erinnerungen zu unterdrücken, macht den Schmerz leider nur größer, nicht geringer.)
Ich möchte Sie vielmehr bitten, Ihre Vergangenheit zu ver-

stehen: zuerst intellektuell zu durchschauen, indem Sie den Erinnerungen erlauben, sich zu zeigen; und dann emotional zu begreifen, indem Sie erkennen, dass das Kind von damals nicht für das Leid verantwortlich war, das andere Erwachsene oder Kinder ihm zugefügt haben. Es geht darum, die Situation im klaren Licht der Realität zu beleuchten. Dann können Sie einen Schlussstrich darunter ziehen und in dem Wissen, dass bei Ihnen alles in Ordnung ist, von Neuem anfangen. Und Sie können noch weiter gehen und erkennen: Das Leiden hat Sie zu einem mitfühlenden, liebe- und verständnisvollen Menschen gemacht.

Vielleicht haben Sie ja ähnlich wie viele andere Ofper eines Missbrauchs aus Ihren schmerzlichen Erfahrungen etwas gemacht, das zum Wohl der Menschheit wirkt. Die Mehrzahl meiner Klientinnen mit solchem Hintergrund haben helfende Berufe gewählt: als Krankenschwestern, Therapeutinnen, Lehrerinnen oder Sozialarbeiterinnen. Doch hinter dieser Berufswahl steht eine Mischung aus gesunden und ungesunden Beweggründen.

Falls Sie anderen helfen wollen, um Ihren eigenen Schmerz nicht zu spüren, ist das ungesund. Wenn Sie Freude daran haben, anderen beizustehen, weil Sie sich für das Glück und das »Ganzsein« anderer verantwortlich fühlen, ist das auch nicht viel besser. Doch wenn Sie anderen helfen wollen, um Ihrem eigenen Schmerz einen Sinn zu geben, dann ist das wundervoll! Dies ist ein Grundprinzip der Philosophie des sogenannten »Existenzialismus«. Existenzialisten sind davon überzeugt, dass Schmerz unausweichlich zum Menschsein gehört: Ein großer Teil dieses Schmerzes rühre von dem Wissen, dass wir sterben und dann »nichts« sein werden. Nach ihrer Ansicht besteht der beste Weg, mit diesem Schmerz umzugehen, zunächst darin, seine Existenz anzuerkennen. Gestehen Sie sich also Ihre Furcht ein, Ihr Leben könne sinnlos sein. Und dann, sagen die Existenzialisten, gilt es, etwas daran zu ändern: Schaffen Sie Sinn in Ihrem Leben!

Viele meiner Klienten und meiner Freunde und auch ich selbst haben unserem Leben Sinn verliehen, indem wir die – durch Schmerz erlernten – Lektionen praktisch anwenden. Was mich betrifft: Ich habe zum Beispiel vor vielen Jahren einen schweren, äußerst schmerzlichen Kampf um das Sorgerecht für meine Kinder ausgefochten. Mein Exmann war einfach mit unseren beiden Söhnen weggezogen, ohne dass ich ihren Aufenthaltsort kannte. Eine Zeit lang hatte ich keine Ahnung, wo meine Kinder waren. Außerdem litt ich darunter, dass mir viele die Schuld an der Scheidung und an den Sorgerechtsstreitigkeiten gaben.

Ich hätte meinen emotionalen Schmerz gegen mich selbst wenden und depressiv werden können. Vorübergehend fing ich auch an, zwanghaft Essen zu verschlingen, und nahm 10 Kilo zu. Zum Glück erkannte ich, was ich tat, und begann, die Situation zu ändern: Ich ging in eine Buchhandlung, um nach einem Ratgeber zu suchen, der mir in meinem Kampf um meine Kinder weiterhelfen könnte. Doch es gab nichts zu dem Thema. Ich hatte zu jenem Zeitpunkt nur eine zweijährige College-Ausbildung in Psychologie hinter mir, aber ich schwor mir: »Wenn ich diese Sorgerechtssache durchhabe, schreibe ich ein Buch, damit andere solche quälenden Situationen leichter überstehen.«

Es war ein sehr schmerzhafter Prozess! Schließlich einigten wir uns: mein Exmann und ich. Heute, viele Jahre später, teilen wir uns das Sorgerecht auf freundschaftliche Weise.

Ich interviewte damals Hunderte von anderen Müttern und Vätern in verschiedenen Stufen von Sorgerechtsstreitigkeiten und machte aus meiner und ihren Geschichten tatsächlich ein Buch (»My Kids Don't Live with Me Anymore: Coping with the Custody Crisis«).

Ich denke, Sie verstehen, worauf ich hinauswill: Man kann den Schmerz auch als Lehrer betrachten. Ich lernte unfreiwillig, wie es ist, um das Sorgerecht der eigenen Kinder zu kämpfen, weil ich es durchlebte. Diese schmerzhafte Lektion hätte ich natürlich verbergen können, und Sie können mir glauben, die gesellschaftliche Verachtung, die mir in dieser Zeit entgegenschlug, machte mir die ganze Sache ungeheuer peinlich. Doch ich war davon überzeugt, ich hatte genügend Erfahrungen gesammelt, um ein Buch zu schreiben, mit dessen Hilfe auch andere diesen Albtraum überleben konnten, den ich gerade durchgemacht hatte.

Das Interessante an der Sache ist: Der Kampf um das Sorgerecht für meine Kinder war zwar das Schwerste, das ich in meinem Leben bewältigen musste, doch das Schreiben dieses Buches verschaffte mir zugleich einen der größten Höhepunkte meines Lebens. Der Prozess des Schreibens war für mich – und für meine Kinder, die mir bei einem Kapitel halfen – äußerst klärend und heilend. Die Lesetour für das Buch gab mir die Möglichkeit, mit anderen Eltern in Kontakt zu kommen. Und die Briefe, die ich von Müttern und Vätern erhielt, denen das Buch geholfen hatte, berührten mich tief.

Werden Sie zum »Stehaufmännchen«

Als ich beschloss, über meine Erfahrungen mit dem Sorgerechtsstreit zu schreiben, war ich mir nicht sicher, ob ich es schaffen würde. Ich hatte nicht so viel Selbstvertrauen, aber ich zwang mich, es zu probieren. Die ersten vier Verlage, an die ich das Manuskript schickte, lehnten es gleich ab. »Na gut«, dachte ich, »du bist also nicht zur Autorin geboren«, und legte das Manuskript in die Schublade.

Monate später hatte mich die Pepperdine Universität eingeladen, auf einer internationalen Therapeutenkonferenz über das Sorgerechtsthema zu sprechen. Ich überlegte: »Offenbar besteht an diesem Thema doch ein gewisses Interesse«, zog das Manuskript wieder aus der Schublade und schickte die Kopien diesmal an 30 verschiedene Verlage.

Ich erhielt 25 Absagen, aber auch fünf Zusagen! Ich hatte mich gezwungen, für meinen Wunsch, das Buch zu veröffentlichen, aktiv zu werden, obwohl ich nicht hundertprozentig daran glaubte, gut genug zu sein. Und es funktionierte!

Vertrauen Sie also darauf, dass auch Sie Ihr Ziel, Ihre Pfunde des Schmerzes loszulassen, verwirklichen können! Beschränken Sie sich nicht!

Bekanntlich ist es nicht leicht, sich immer wieder aufzurichten und sein Ziel zu verfolgen. Es ist, als schwimme man gegen den Strom. Sie müssen nicht nur mit Ihrem inneren Lumpenkind-Syndrom kämpfen, sondern auch die gesellschaftliche Intoleranz ertragen. (Später werde ich detaillierter auf die Vorurteile gegen Dicke eingehen.) Im Augenblick möchte ich Ihnen nur versichern: Ich weiß, wie schwer es ist, sich in der eigenen Haut wohlzufühlen, wenn negative Kräfte am Selbstbewusstsein nagen.

Doch irgendwo muss man anfangen. Aufgeben und sagen: »Hat ja doch alles keinen Zweck, ich werde immer dick und elend sein«, stellt nur eines sicher: Sie werden immer übergewichtig und unglücklich bleiben. Natürlich gibt es auch Menschen, die korpulent und glücklich sind. Doch in den meisten Fällen nehmen glückliche Menschen auf natürliche Weise ab, weil sie emotional nicht mehr so hungrig sind.

Beginnen Sie also allmählich, die Situation in Ihrem Sinne zu verändern. Arbeiten Sie sich durch Ihre Pfunde des Schmerzes hindurch, indem Sie Ihr Kindheitstrauma anerkennen und sich von den Gefühlen der Schuld und Anklage befreien. Lassen Sie dann allen aufgestauten Ärger los, wenden Sie Ihre Wut von sich selbst auf jenes, was Ihren Schmerz verursacht hat. Lassen Sie die Verantwortung bei den Erwachsenen, die Sie schlecht behandelt haben, aber betrachten Sie sie als kranke Menschen, die selbst Hilfe gebraucht hätten. Vor allem jedoch: Richten Sie Ihren Ärger und Ihre Wut nicht auf sich selbst und hegen Sie keinen Groll.

Lassen Sie die negativen Gefühle los. Der Zeitpunkt, mit Ihrem Leben weiterzumachen und sich besser zu fühlen, wird nie perfekt sein. Es ist nicht leicht und es macht keinen Spaß, aber die Bewältigung dieser Probleme ist eine Investition in Ihre Zukunft. Halten Sie durch!

3

Ausbruch aus den selbst erschaffenen Gefängnissen

»Sei dir selber treu.«
WILLIAM SHAKESPEARE

Verheiratet mit dem Schmerz

Ich habe oft mit Klientinnen gearbeitet, die nach der Quelle ihres Schmerzes suchten, und habe schier wundersame Heilungen erlebt. Wenn das Opfer aufhörte, sich selbst anzuklagen, und stattdessen die Wut dem Täter oder der Situation zuwendete – und wenn sich diese Wut dann lösen durfte –, war es, als würde ein Nagel aus einem Reifen gezogen. Das überschüssige Gewicht verpuffte vor meinen Augen. Ich will Ihnen als Beispiel von Cindy erzählen:

Cindys Geschichte

Die brünette, 43 Jahre alte Lehrerin kam zu mir, um die 45 Kilo Übergewicht loszuwerden, die sie bei einer Körpergröße von 1,62 Meter mit sich herumschleppte. Cindy hatte eine angenehme Stimme, war intelligent und selbstsicher im Auftreten, sprach aber mit harten Lippen und angespanntem Kiefer. Ich spürte eine enorme Wut hinter ihrer Stimme, ihrer Haltung und ihrem Vokabular. Ihre Geschichten hatten oft einen sarkastischen Unterton, der in einem merkwürdigen Kontrast zu der freundlichen Lehrerinnenhaltung stand, die sie sich angeeignet hatte. Vor mir saß eindeutig eine höchst angespannte Frau, die zu viel aß, um ihre angegriffenen Nerven in Schach zu halten.

Sie war seit 18 Jahren mit Ralph verheiratet, einem Handelsvertreter, der wegen seiner Geschäftsreisen nur am Wochenende zu Hause war. Cindy und Ralph hatten getrennte Betten und seit 10 Jahren keinen Sex mehr gehabt. Damals hatte Ralph gestanden, auf einer seiner Geschäftstouren eine Nacht mit einer anderen Frau verbracht zu haben. Es überraschte nicht, dass beide nach dieser Geschichte zuzunehmen begannen. Mithilfe des Essens unterdrückten sie all ihren Ärger, ihren Groll, ihre Bitterkeit und ihre unbefriedigten sexuellen Bedürfnisse. Beide vermieden es, die zentralen Probleme ihrer Ehe anzugehen.

Seit Ralph seine kurze Affäre gestanden hatte, dachte Cindy über Scheidung nach, konnte jedoch zu keiner Entscheidung kommen. Seit 10 Jahren überlegte sie: »Soll ich? Oder soll ich nicht?« Einerseits versorgte Ralph sie mit einem guten Einkommen, und seine Abwesenheit während der Woche gab Cindy viel Freiraum, ihren Interessen nachzugehen und sich zu entspannen. Außerdem sagte sie sich, mit diesem Übergewicht würde sie ohnehin nicht so leicht einen anderen Mann finden. Andererseits war ihre jetzige Ehe hohl und leer, ein Gewohnheits-Arrangement, das noch nicht mal vom Spaß am Sex zusammengehalten wurde. Sie glichen eher einer Wohngemeinschaft als Ehepartnern.

Wie bereits erwähnt, betrachte ich eine Scheidung als die letzte Lösung für Partnerschaftsprobleme. Am besten sollten die beiden Betroffenen zunächst zur Paarberatung gehen, bevor sie sich trennen, vor allem wenn Kinder involviert sind. Zum Glück hatten Cindy und Ralph keine Kinder. Ich riet Cindy, Ralph zur Therapie mitzubringen, und war bereit, einen zweiten Therapeuten einzubeziehen, falls Cindy mich als ihre private Therapeutin behalten und die zu bewältigenden Bereiche nicht vermischen wollte. Doch Ralph weigerte sich.

Ich konnte zusehen, wie allmählich das Unausweichliche geschah: Cindy bat Ralph, auszuziehen. Ich begleitete Cindy bei dieser schweren Entscheidung und half ihr durch den Trauerprozess. Sobald sie sich eindeutig entschlossen hatte, sich auf jeden Fall scheiden zu lassen, verlor Cindy an Gewicht, als hätte jemand den Stöpsel eines Wasserballs geöffnet. Ihre runde Gestalt wurde schlank und attraktiv, weil sie sich den Dorn aus ihrer Pfote gezogen hatte.

Ich möchte betonen, dass es keine einfache Ursache-Wirkung-Geschichte war à la »Lass dich scheiden und du nimmst 40 Kilo ab«. Cindy durchlief den normalen Trauerprozess, der mit dem Ende einer Beziehung einhergeht, und arbeitete sich in der Therapie mit viel Mühe durch die verschiedensten Gefühle durch. Der Prozess war ein bisschen einfacher, weil Cindy innerlich schon auf die Scheidung vorbereitet war und Ralph sich gleich einverstanden erklärte. Offenbar war er ebenfalls reif gewesen für diese Entscheidung.

Letztlich nahm Cindy ab, weil sie sich selbst gegenüber ehrlich wurde. Sie überwand ihre Angst, Ralph zu verlieren, und gestand sich ein, dass es Zeit war, diese leere Hülle einer Ehe abzustreifen.

Wir alle tragen in uns ein Bild davon, wie unser Leben sein sollte. Unterscheidet sich unsere gegenwärtige Situation stark davon, geraten wir in einen inneren Konflikt. Dann passiert es leicht, dass wir krank werden oder zu viel essen oder zu viel trinken, um uns nicht eingestehen zu müssen, dass unser Leben nicht unseren Tagträumen und Gedankenspielen entspricht.

Zum Guten oder zum Schlechten?

Ich erinnere mich an die Zeit, als mein Leben ein Albtraum war, weit entfernt von dem, was ich mir vorgestellt hatte. Ich habe ja erwähnt, dass ich in einer warmherzigen, liebevollen Familie aufwuchs. Meine erste Erfahrung von Missbrauch – in emotionaler, verbaler und psychischer Form – erlebte ich mit Anfang zwanzig als ziemlich ahnungslose Ehefrau eines Mannes, der mich anschrie. Er beschimpfte mich für alles Mögliche, sei es, dass ich seinen Kaffee nicht rechtzeitig fertig hatte oder dass ich zu lange zum Einkaufen brauchte. Nichts, was ich tat, war ihm recht, und mein Selbstwertgefühl sank in den Keller.

Ich wurde übergewichtig, weil ich aß, um die Stimmen in mir zum Schweigen zu bringen, die schrien: »Das ist nicht so, wie dein Leben sein sollte. Mach dem ein Ende!« Wenn ich nicht ständig aß, spürte ich die innere Leere zu sehr, die tiefe Traurigkeit über mein Leben und meine Ehe.

Es spricht grundsätzlich nichts dagegen, eine Hausfrau ohne Ausbildung zu sein. Aber es entsprach mir nicht. Ich war unglücklich. Tief in mir wusste ich, wie mein Leben aussehen sollte. Ich sah es so klar wie auf einem Bildschirm: Ich sollte eine friedliche, ruhige Ehe führen wie meine

Eltern, und meine Berufung lag darin, Selbsthilfebücher zu schreiben, die den metaphysischen Hintergrund meines Elternhauses mit neuen Erkenntnissen der Medizin und Psychologie verknüpften. Ich wusste auch, dass ich in der Nähe von Wasser leben sollte und dass es meinem Körper bestimmt war, gesund und normalgewichtig zu sein.

Ich musste viel verändern! Zu jener Zeit hatte ich sehr wenig Selbstvertrauen. Die ständigen Herabsetzungen durch meinen Mann sowie die permanente Geldknappheit nagten an meinem Selbstwertgefühl. Obwohl ich in der Schule nur beste Noten gehabt und die fünfte Klasse übersprungen hatte, fühlte ich mich sehr dumm. Ich dachte ständig: »Wenn ich wirklich klug wäre, hätte ich mehr Geld und wäre nicht so unglücklich!« Uns ging es finanziell überhaupt nicht gut. Wir konnten kaum die Miete bezahlen, und die Rechnungen beglichen wir immer erst, kurz bevor uns das Wasser und der Strom abgestellt wurden. Manchmal aßen wir tagelang nur Kartoffeln und Nudeln, weil wir uns sonst nichts leisten konnten.

Ich fühlte mich hässlich, dumm und unfähig. Mein Ehemann hatte mich erfolgreich davon überzeugt, dass mich sowieso kein anderer Mann wollen würde, also könne ich genauso gut bei ihm bleiben. Er vergiftete nach und nach mein ganzes Leben. Ich musste dem irgendwie entkommen!

Das Leben ist nur ein Traum

Ich wollte Psychologin und Autorin werden, aber wie konnte ich es wagen, so hohe Ziele anzusteuern? Es schien mir, als wären Autoren mit besonderen Erbanlagen ausgestattet, die mir fehlten: eine Art Veröffentlichungs-Gen. Doch das

Feuer in mir ließ nicht nach; es drängte mich, mein Leben zu verändern, damit es besser zu meinen Träumen passte. Mir wurde bewusst, dass ich zwei Möglichkeiten hatte: in meiner Situation zu bleiben und immer dicker und elender zu werden – oder auf meine Vision hinzuarbeiten, in der Nähe von Wasser zu leben und Bücher zu schreiben.

Meinem inneren Bild meines Ziels treu zu bleiben, war ein wichtiger erster Schritt für mich. Jeder von uns hat eine Mission, einen Lebenssinn, und tief in uns wissen wir, was dieser Sinn ist. Ich glaube, Gott hat schon vor unserer Geburt einen Plan für uns und stattet uns mit allem aus, was wir zur Verwirklichung brauchen. Und wenn wir nur genau hinhören, erkennen wir, worum es für uns geht.

Natürlich ist nicht in jedem Lebensplan Ruhm und Reichtum vorgesehen. Ich hatte einen Klienten, dessen Lebensziel es war, der beste Reifenwechsler der Welt zu sein. Er meinte es ernst!

Selbst wenn Sie nur eine undeutliche Ahnung von Ihrem Lebenssinn haben, können Sie die vage Vorstellung als roten Faden nehmen, der Sie näher heranführt. Folgen Sie ihm in stiller Meditation, vielleicht auch beim Spazierengehen, beim Sport oder beim Duschen, bis »es« Ihnen in allen Details klar ist. Erzwingen Sie das Bild nicht. Lassen Sie es auftauchen, bis Sie ganz sicher wissen, es stammt tief aus Ihrem Inneren.

Wenn die Vision klar ist, strecken gewöhnlich als Nächstes die negativen Gedanken ihre hässlichen Häupter empor. Ich dachte damals: »Ich bin doch nichts Besonderes, warum sollte jemand etwas von mir veröffentlichen wollen?«, oder: »Die Ausbildung wird zu lange dauern«, oder: »Wie soll ich mir je eine Wohnung in der Nähe des Wassers leisten können?«

All diese negativen Gedanken waren Lügen, die ich für wahr hielt. Ich musste mich daran erinnern, dass Gott mir nicht diesen Traum eingepflanzt hätte, wenn er mir nicht auch die Gaben gegeben hätte, ihn zu erfüllen. Ich musste an die Kraft Gottes glauben, weil ich selbst nicht genug zu haben schien.

Also päppelte ich mithilfe von Affirmationen mein Selbstwertgefühl auf. Ich konnte mir kein vorgefertigtes Tonband leisten, also nahm ich selbst eines auf. Im Rückblick sehe ich, es war ein Segen, denn inzwischen ist wissenschaftlich erwiesen, dass die eigene Stimme die stärkste Wirkung auf das Unbewusste hat. Und ich konnte meine Affirmationen so formulieren, dass sie meinen persönlichen Träumen und Zielen entsprachen.

Ich entwickelte Hunderte von positiven Gedanken, die ich auf diese Kassette sprach. Ich nahm jeden Traum mit hinein, der mir einfiel: von meinem Wunsch, schlanker zu sein, bis zu meiner Sehnsucht, am Wasser zu leben. Ich lernte, dass die Affirmationen am besten wirken, wenn sie so formuliert sind, als wäre das Erwünschte bereits eingetreten. Es ist das »So tun, als ob«-Prinzip. Ich sagte also nicht: »Ich hätte gerne eine tolle Figur«, sondern: »Ich habe eine tolle Figur.« Ein weiterer wichtiger Punkt: Affirmationen sollten immer positiv ausgedrückt werden. Zum Beispiel könnten Sie sagen: »Ich genieße es, gesunde Nahrungsmittel zu essen«, statt eines negativen Satzes wie: »Ich vermeide es, Fastfood zu essen.« Beides drückt im Prinzip das Gleiche aus, aber die erste Art der Formulierung programmiert Ihr Unbewusstes wesentlich machtvoller als die zweite. Im 11. Kapitel finden Sie Vorschläge für Affirmationen, die Sie für Ihre eigenen Aufnahmen verwenden können.

Ich hörte diese Kassette jedenfalls zwei- bis dreimal am Tag. Zuerst rief das sämtliche negativen Gedanken auf den Plan. Ich hörte die Affirmation »Ich bin eine Bestseller-Autorin«, und mein Unbewusstes antwortete: »Oh, wie dämlich, das funktioniert doch nie!« Mein negatives Denken war wie der Muskelschmerz, wenn man ein neues körperliches Training beginnt. Aber ich hielt durch.

Allmählich tauchten meine Affirmationen auch spontan im Lauf des Tages als Gedanken auf. Ich machte meine Hausarbeit und dachte plötzlich: »Ich verdiene ein gutes Leben« – genau so, wie ich es auf mein Band gesprochen hatte! Nachdem ich vier Wochen lang die Kassette gehört hatte, merkte ich, dass ich mein Leben verändern konnte. Ja, ich hatte immer noch Angst und fühlte mich verunsichert – Auswirkungen des emotionalen Missbrauchs durch meinen Mann –, aber ich zwang mich, durchzuhalten, denn ich wusste, ich hatte keine andere Wahl. Manchmal hatte ich das Gefühl, einen dunklen Flur entlangzugehen, wo mir nichts anderes blieb, als darauf zu vertrauen, dass ich an meinem Ziel in Sicherheit sein würde.

Als Resultat meiner Bemühungen nahm ich allmählich deutlich ab, einfach weil ich nicht mehr so viel nervös knabberte und naschte. Mein Mann wurde misstrauisch und eifersüchtig, weil er meinte, ich würde abnehmen, um einem anderen Mann zu gefallen. Dennoch ließ ich es nicht zu, dass seine Verunsicherung mich von meiner Vision abbrachte.

Ich schrieb mich ins College ein und bekam schon bald meine erste Eins. Das war eine Art Schock, denn ich hatte vergessen, dass ich intelligent bin! Ich hatte das Bild meiner selbst als intelligent und kompetent von den Lügen meines

Mannes verdrängen lassen. Ich hatte geglaubt, ich sei wertlos und kein anderer Mann könne je Interesse an mir haben. Mein Mann hatte mein Selbstvertrauen so geschickt untergraben, dass ich gar nicht bemerkt hatte, wie er – einem Einbrecher gleich – durch mein Gehirn geschlichen war und mich allen Selbstwertgefühls beraubt hatte. Jetzt holte ich mir wieder, was mir zustand: mein Selbstbewusstsein und mein Leben. Ich erhielt einen Studentenkredit über 2500 Dollar, den ich verwendete, um auszuziehen.

Heute habe ich vier College-Abschlüsse in Psychologie, ich bin Bestseller-Autorin, ich bin schon in vielen Talkshows aufgetreten, habe einen gesunden, attraktiven Körper, führe eine gute Ehe und lebe in der Nähe des Wassers. Mein Leben entspricht fast vollständig dem Bild, das ich in mir trug. Magie? Nein. Ich musste hart dafür arbeiten. Aber weil ich auf der richtigen Spur war, konnte ich meine höchsten Ziele erreichen. Sie können das ebenfalls!

Auf die richtige Spur gelangen

Nach meiner Erfahrung lässt es uns die Welt schon wissen, wenn wir auf der »richtigen Spur« sind: Die Dinge laufen glatt, selbst wenn wir lange und schwer arbeiten müssen. Die Türen öffnen sich vor uns. Doch wenn wir dem falschen Pfad folgen – also unsere Mission nicht erfüllen –, geht vieles schief. Die Welt gibt uns Feedback.

Unser Appetit ist oft ein guter Gradmesser, ob wir auf der richtigen Spur sind oder nicht. Auf einem Weg, der unserer tiefen Mission zuwiderläuft, gieren wir ständig nach Essen. Statt unser Leben zu heilen, verstecken wir unsere Probleme unter einem Pflaster namens Essen. Wir benehmen uns wie

Gefangene, die betäubende Drogen konsumieren, um ihr elendes Dasein besser ertragen zu können.

Wussten Sie schon, dass Sie das Recht haben, Ihr Leben zum Guten zu verwandeln? Wussten Sie, dass niemand außer Ihnen selbst Ihnen die »Erlaubnis« geben wird, Ihr Leben zu verändern? Und wussten Sie, dass Sie mit diesen Veränderungen sofort anfangen können?

Ich stelle diese Fragen, weil ich damals als übergewichtige, unglückliche, ungebildete Hausfrau nicht glaubte, das Recht zur Veränderung zu haben. Ich fühlte mich aller persönlichen Freiheiten beraubt. Ich wartete auf das Machtwort irgendeiner Autoritätsperson: »Also gut, Doreen, es ist so weit, jetzt darfst du etwas unternehmen, um ein glückliches Leben zu führen.« Doch dergleichen konnte gar nicht geschehen, weil nur Gott und ich wussten, wovon ich träumte.

Die Autoritätsperson, die mir Erlaubnis geben konnte, saß tief in mir selbst! Ich entdeckte, dass ich das Recht hatte, über mein Leben zu entscheiden. Ich durfte und sollte mein Leben so gestalten, dass es meiner inneren Vision entspricht. Und das tat ich dann auch – Gott sei Dank!

Die Freuden der Ehe zurückgewinnen

Keinesfalls bin ich eine Verfechterin von Scheidung oder Trennung als Weg zu einem glücklichen Leben oder zu einer schlanken Figur. Ich habe mit vielen Frauen gearbeitet, die irrigerweise ihren Mann für die Quelle ihres Unglücks hielten.

◉ Eine Klientin von mir, Belinda, war fest davon überzeugt, ihr Leben wäre perfekt, wenn sie sich nur scheiden ließe.

Sie trennte sich von ihrem Partner – und fühlte sich noch elender! Nach wie vor saß sie mit all ihren alten Problemen da, denn die Ursachen dafür lagen in ihr selbst, nicht in ihrem Mann. Jetzt verfügte sie darüber hinaus über weniger Geld, eine kleinere Wohnung und Sorgerechtsprobleme und litt unter Einsamkeit.

Scheidung bietet keine Wunderheilung für Probleme oder Esssucht. Doch wenn jemand in seiner Ehe unglücklich ist, muss sich etwas verändern. Der erste Schritt besteht darin, sich professionelle Hilfe zu suchen. Wichtige Anzeichen sind häufige Streitigkeiten, angespannte Stille, das Schwinden des sexuellen Verlangens oder regelmäßiger Ärger, gegenseitiges Herumnörgeln und physischer Ausdruck von Wut.

Für manche Menschen dient ihre Ehe als Vorwand für alles, was sie an negativen Gefühlen in sich tragen: »Wenn ich nur keine so schlechte Ehe hätte, wäre ich glücklich«, oder: »Wenn mein Mann nicht wäre, könnte ich eine tolle Arbeit finden.« Statt sich dem großen, oft furchterregenden Schritt einer Veränderung ihres Lebens zu stellen, suhlen sich diese Menschen in Anklagen. So kann man sich in einem endlosen Dilemma halten: Da der Partner (vermeintlich) schuld ist, kann man alle Verantwortung für das eigene Unglück abschieben.

Aber wissen Sie, was? (Sie ahnen sicher, was ich jetzt sagen werde.) Ihr Partner ist nicht dafür verantwortlich, ob Sie Ihrer Lebensmission nachgehen oder nicht. Wenn Sie die Kontrolle über Ihr Leben abgegeben haben, war das Ihre Entscheidung. Und Sie haben die Macht, das Steuer wieder zu übernehmen.

Kümmern sich in einer Ehe beide Partner um ihre Angelegenheiten, kann die Gemeinschaft glücklich und lebendig bleiben. Übernehmen beide für sich die Verantwortung, ihrem jeweiligen Weg zur Erfüllung ihrer Mission zu folgen, werden sich beide glücklich und zufrieden fühlen. Und wenn zwei glückliche, zufriedene Menschen einander heiraten, werden sie auch eine glückliche Ehe führen!

Ihrem Partner die Schuld zu geben, ist Zeit- und Energieverschwendung. Konzentrieren Sie sich darauf, sich über Ihre innere Vision klar zu werden, und bestätigen Sie sich dann affirmativ immer wieder: »Ich kann das!« Der Rest wird sich fügen. Wenn Sie mit einem gesunden Menschen verheiratet sind, wird er sich natürlicherweise wieder zu der Lebendigkeit und Energie, die Sie aussenden, hingezogen fühlen. Er wird ein Teil Ihrer positiven Reise sein wollen, und dann können Sie ihn ermutigen, selbst seine innere Vision zu entdecken.

Doch falls Sie (wie ich damals) mit einem Menschen verheiratet sind, der sich durch Ihre Zufriedenheit bedroht fühlt, müssen Sie sich genau anschauen, welche Möglichkeiten Sie haben. Ich möchte Sie an dieser Stelle eindringlich ermutigen, sich die Ihnen nahestehenden Mitmenschen genau auszusuchen – seien es Liebespartner, Freunde, Mitarbeiter oder Familienmitglieder. Die Menschen, mit denen Sie regelmäßig verkehren, können einen enormen Einfluss auf Sie ausüben, und zwar im Positiven wie im Negativen. Mit trübsinnig denkenden Menschen zusammen zu sein und aus ihrem Mund Sätze zu hören wie: »Nützt doch eh nichts«, oder: »Wir werden es nie so gut haben wie jene anderen«, oder: »Du bleibst eben ein Verlierer«, kann eine hypnotische Wirkung ausüben. Solche negativen Überzeugungen halten

Sie von dem Glauben ab, dass Sie das Recht und die Kraft zur Veränderung haben.

Wenn der Kontakt mit negativ denkenden Menschen für Sie unvermeidlich ist, zum Beispiel mit Verwandten, versuchen Sie, die Interaktionen mit ihnen auf ein Minimum zu beschränken. Rüsten Sie sich mit positiven Affirmationen und huschen Sie möglichst oft hinaus, um sie sich zu vergegenwärtigen und Ihren Geist frohgemut zu stärken. Müssten Sie in eine Krankenhausabteilung mit lauter ansteckenden Patienten gehen, würden Sie sich ja auch eine Schutzmaske aufziehen, oder? Hier gilt das Gleiche, nur dass die ansteckende Krankheit das negative Denken ist.

Ihr inneres Selbst wird Sie immer in die richtige Richtung führen und Ihnen bei weitreichenden Entschlüssen wie einer Ehescheidung oder der Trennung von einer negativen Freundin sagen, was für Sie das Richtige ist. Verbringen Sie möglichst viel Zeit mit Ihrer inneren Stimme und Vision. Seien Sie geduldig mit sich, wenn Sie verwirrt oder ängstlich sind. Die innere Stimme ist klar, aber manchmal sehr leise und wird leicht durch den Lärm des negativen Denkens und der Ängste übertönt.

Oft ist übermäßiges Essen ein Weg, um nicht zu merken, wie unglücklich man in seiner Ehe ist:

⦿ Sooft Patrice aufhörte, maßlos zu essen, fing sie mit ihrem Mann zu streiten an. Sie fragte sich, ob die Diäten sie reizbar machten. Das kann natürlich passieren, aber bei Patrice waren vielmehr das ständige Nörgeln und die Kritik Ihres Ehemannes die eigentliche Ursache ihrer Reizbarkeit. Solange Sie Kuchen und Kekse in sich hineinschlang, spürte Sie den Schmerz der ständigen Angriffe Ihres Mannes nicht so sehr. Ohne diesen »Schutzschild« fühlte sie seine verbalen Angriffe mit voller Wucht.

Patrices Bemühungen, ihr Gewicht zu reduzieren, hatten erst Erfolg, als sie sich den Problemen zuwandte, deretwegen sie so viel aß. Statt vor ihrer Wut zu flüchten, musste sie sich ihr zuwenden und sich in einer Paartherapie durch sie hindurcharbeiten.

Wann immer wir den Drang fühlen, uns zu überessen, versucht unsere innere Stimme verzweifelt, unsere Aufmerksamkeit zu erringen, weil etwas in unserem Leben in Ordnung gebracht werden muss. Wir essen im Übermaß, um das Unwohlsein zu übertönen. Es ist nicht leicht, sich den eigenen negativen Gefühlen zu stellen und nach ihren Wurzeln zu suchen. Viel einfacher ist es, nach etwas Essbarem zu greifen und die lästige Stimme zu ignorieren. Aber wir kennen auch die Konsequenzen solcher schnellen »Lösungen«: mehr Schmerz.

Langfristig ist es leichter, still zu sitzen und der inneren Stimme zu sagen: »Also gut, ich höre. Was willst du mir sagen?« Im Folgenden stelle ich ein paar Möglichkeiten vor, wie Sie mit Ihrer inneren Stimme in Kontakt treten können und den Antworten lauschen, die tief in Ihnen darauf warten, sich zeigen zu dürfen.

Schreiben

Dies ist ein Weg, eine Konversation mit sich selbst zu führen! Ich verwende die Methode seit Jahren und finde sie immer wieder nützlich, wenn ich mich über etwas aufrege oder mich verwirrt fühle (was allen normalen Menschen hin und wieder passiert). Ich persönlich schreibe gerne auf meinem Computer, weil ich dort so schnell tippen kann, wie ich denke. Andere ziehen Papier und Stift vor, manche sogar die Schreibmaschine. Das Medium spielt keine Rolle; allein der Akt des Schreibens zählt.

Wenn Sie sich das nächste Mal über etwas aufregen, möchte ich Sie ermutigen, darüber zu schreiben. Fangen Sie einfach irgendwie an. Machen Sie sich keine Gedanken über die Rechtschreibung, sondern lassen Sie Ihre Gedanken und Gefühle unzensiert aufs Papier fließen.

Allein spazieren gehen

Lassen Sie sich vom Rhythmus Ihrer Schritte beruhigen und dabei helfen, sich wieder zu sammeln. Mir hilft es, zu entspannen, wenn ich mich auf die schönen Farben und Klänge der Natur aufmerksam mache. In der Entspannung kann ich besser kreativ denken.

Auf Träume achten

Während des Träumens verarbeitet unser unbewusster Geist die Ereignisse, Probleme und Gedanken, die uns im Lauf des Tages begegnet sind. Unser Geist sammelt all diese Informationen wie ein Computer und zieht daraus logische Schlüsse.

Angenommen, ein Kollege sabotiert eines Ihrer Projekte. Der bewusste Verstand merkt davon nichts, aber Ihr unbewusster Geist ist ehrlich und aufmerksam. Er sieht und bemerkt viele wichtige Details. In einer solchen Situation erscheint Ihnen dieser Mitarbeiter vielleicht in einem unangenehmen Traum, der Sie vor den schlechten Absichten »warnen« will. Falls Sie bisher nicht auf Ihre innere Stimme gehört haben, versucht Ihr Unbewusstes eventuell sogar, Sie durch einen lauten, verstörenden Albtraum zu alarmieren. Natürlich muss so ein Albtraum nicht unbedingt bedeuten, dass diese Person etwas gegen Sie im Schilde führt, aber Ihr Unbewusstes nimmt Phänomene wahr, die Ihre bewusste Wahrnehmung übersieht, und gibt diese Informationen durch Träume und Albträume an Ihr Bewusstsein weiter.

Stellen Sie sich kurz vor dem Einschlafen eine Frage, um sich mit dieser unbewussten Informationsquelle zu verbinden. Sie können sich zum Beispiel innerlich fragen: »Soll ich mich nach einer neuen Arbeitsstelle umsehen?« Die Antwort taucht nicht unbedingt in Ja/Nein-Form auf. Ihr Unbewusstes könnte auch antworten: »Ja, schau dich nach einer neuen Stelle um, aber erzähle niemandem davon«, oder: »Mach erst diese Fortbildung und such dir dann eine neue Arbeitsstelle.«

Träume und Albträume sind Allegorien oder Metaphern. Ihr Unbewusstes teilt Ihnen seine Informationen nicht direkt mit, sondern durch Symbole. Wenn Sie es sich angewöhnen, sich sofort nach dem Aufwachen an Ihre Träume zu erinnern und sie noch einmal zu betrachten, werden Sie genug Informationen für Ihre Anliegen erhalten. Die Interpretation Ihrer Träume ist leicht: Sie brauchen nur nach Bestätigungen für die Antworten zu suchen, die Sie tief in sich bereits wissen. Sobald Sie diese Bestätigung entdecken, erkennen Sie: Ja, das ist die Antwort, nach der ich gesucht habe!

Stellen Sie sich die Frage vor dem Einschlafen drei Mal. Viele finden es hilfreich, sich die Frage aufzuschreiben und den Zettel unters Kopfkissen zu legen.

Meditieren

Meditation ist nichts als ein schönes Wort dafür, Ihre Gedanken von Sorgen und Details zu befreien und sich auf das Wesentliche zu konzentrieren. Für jene, die schon Erfahrung mit Meditation haben, dient dieser Abschnitt als Erinnerung, sich dieser nützlichen Gewohnheit wieder zuzuwenden. Falls Sie es noch nicht ausprobiert haben, möchte ich Sie dazu ermutigen.

Es ist für die Meditation hilfreich, allein oder in Gesellschaft von Gleichgesinnten zu sein. Ich bin ein so ausgeprägtes »Wasser-Kind«, dass ich am besten in der Nähe des Meeres, an einem See oder sogar unter der Dusche meditieren kann. Wasser beruhigt mich. Anderen mag es im Garten, in den Bergen oder in der Wüste ähnlich gehen. Viele meiner Klienten fühlen sich besser, wenn sie eine Ecke ihrer Wohnung oder ein Zimmer in einen Rückzugsort oder ein kleines Heiligtum verwandeln. Jeder braucht irgendwo seinen eigenen Platz – selbst (oder vor allem?) wenn man verheiratet ist und ein gemeinsames Schlafzimmer hat. An Ihrem Rückzugsort können Sie lesen, meditieren, schreiben oder tagträumen.

Falls es Ihnen an Platz fehlt, richten Sie einfach in einer Ecke – möglichst weit von Ablenkungen wie Fernseher oder Telefon entfernt – ein Tischchen ein, auf dem Objekte stehen, die Ihrem Geschmack und Ihrer Persönlichkeit entsprechen: eine Pflanze oder Vase mit Blumen, Ihre Lieblingsbücher, Fotos von glücklichen Augenblicken und dergleichen.

Mit diesem privaten Platz gönnen Sie sich selbst etwas Gutes. Ein Weg, um Ihre Pfunde des Schmerzes durch Gesundheit und Zufriedenheit zu ersetzen!

4

»Haltet die Welt an, ich will raus!« – Stress und Essen

»Leiden hört in gewisser Weise auf, Leiden zu sein, wenn es einen Sinn erhält.«

Viktor Frankl (österreichischer Psychiater, der das Konzentrationslager überlebte und in »... trotzdem Ja zum Leben sagen« von seinen Erfahrungen berichtete)

Ofper eines Missbrauchs, die sich nicht mit ihrer Wut und ihrer Selbstanklage beschäftigen, geraten oft als Erwachsene in ihrem Berufs- oder Liebesleben in emotional missbräuchliche Situationen. Sie sind häufig stolz darauf, was sie alles aushalten können, doch der Preis dafür ist hoch.

Wer in einer warmherzigen, liebevollen Atmosphäre aufwuchs, ohne Vernachlässigung oder Missbrauch, wird auch als Erwachsener keinen Missbrauch zulassen. Wenn er realisiert, dass seine Arbeitssituation unerträglich ist, wird er sich nach einer anderen Arbeit umsehen. Ofper eines Missbrauchs neigen jedoch dazu, auch als Erwachsene missbräuchliche Situationen zu ertragen. Ihre Unzufriedenheit schlägt sich dann eher in Gewichtsproblemen oder gesundheitlichen Störungen nieder, doch das nehmen sie nicht als Feedback zu ihrer Lebenssituation wahr. Sie leugnen die Schwierigkeiten oder spielen sie herunter.

Stress- und Missbrauchssituationen sind nicht gleichzusetzen, obwohl beides zu übermäßigem Essen führen kann. Die Unterschiede zwischen Stress und Missbrauch sind subtil, aber bedeutsam:

- Stress ist unvermeidbar, Missbrauch ist vermeidbar.
- Stress missachtet nicht Ihre persönlichen Rechte – Missbrauch durchaus.
- Durch Stress können Sie stärker und selbstbewusster werden; Missbrauch hingegen schwächt.
- Um gegen stressbedingte Essstörungen vorzugehen, müssen Sie persönliche Maßnahmen ergreifen und Veränderungen vornehmen. Um sich gegen Miss-brauch zu wehren, müssen Sie sich vom Täter ent-fernen.

Gewichtszunahme in der Studienzeit

Wenn Sie in einer warmherzigen, nährenden Familie aufgewachsen sind, wurden Sie vielleicht bis zur Adoleszenz oder in Ihr Erwachsenenalter hinein vor Stress bewahrt. Der plötzliche Sprung ins kalte Wasser des selbstständigen Lebens trifft manche jungen Erwachsenen unvorbereitet. Diese erste Begegnung mit Stress führt bei einigen zu übermäßigem Essen und Gewichtszunahme.

Ich habe mit Frauen gearbeitet, die keine Probleme mit ihrem Gewicht hatten, bis sie zu Hause auszogen und ins College kamen. Grace ist dafür ein gutes Beispiel. Mit 18 kam sie auf ein angesehenes College 150 Meilen von ihrem Heimatort entfernt. Sie musste sich sehr anstrengen, um in dieser stark auf Konkurrenz ausgerichteten Schule akzeptiert zu werden. Dabei war sie davon ausgegangen, genau wie zu Hause zu den Klassenbesten zu gehören.

Graces Geschichte

Doch Grace musste bald feststellen, dass sie von einem großen Fisch in einem kleinen Teich zu einem kleinen Fisch in einem großen Teich geworden war. »Im College war es so viel schwieriger, als ich gedacht hatte«, erinnerte sie sich. »Ich musste die ganze Zeit lernen, um nur durchschnittlich gut zu sein.« In der Highschool hatte sie alles einfach aus dem Ärmel geschüttelt.

Zu dem schulischen Stress kam die Einsamkeit. Sie vermisste ihre Eltern, ihre Schwester, ihren Freund und ihre anderen Freunde. Sie tat sich schwer, mit den scheinbar höher gebildeten Kommilitonen in Kontakt zu kommen, und hatte wegen des Lernaufwands ohnehin wenig Zeit für Freizeitaktivitäten.

All dies führte dazu, dass Grace einen enormen Appetit entwickelte. Das Angebot im Wohnheim war fettreich: Pizzas, Burger und Pommes frites – für Graces hungrige Seele genau das Richtige. Sie aß mehr als normal, mehr Fett als gewohnt, und bewegte sich weniger als zuvor. Das führte dazu, dass sie trotz ihrer kleinen Statur binnen Kurzem 10 Kilo mehr mit sich herumtrug. Jetzt fühlte sie sich auch noch dick – was ihre Schüchternheit nur verstärkte.

Grace hatte keinen Missbrauch erlebt. Sie stammte aus einer liebevollen Familie und hatte nie zuvor Suchtprobleme. In ihrer Familie (allerdings nicht bei den Eltern) hatte es mal einen Fall von Alkoholismus gegeben; es könnte also eine gewisse genetische Disposition vorgelegen haben. Doch solche Neigungen werden erst durch Missbrauch oder großen Stress ausgelöst. Grace war im Alter von 18 Jahren zum ersten Mal unter überwältigenden Stress geraten. Ohne ein Ventil für die bedrängenden Emotionen – wie persönliche Unterstützung oder Sport – begann sie, zu viel zu essen, um ihren Schmerz zu betäuben.

»Ich hasse meinen Job!«

Manche Menschen, mit denen ich gearbeitet habe, litten unter Stress am Arbeitsplatz oder unter missbräuchlichen Arbeitsstrukturen. Die folgenden Fallgeschichten sollen den Unterschied zwischen Stress und Missbrauch noch besser verdeutlichen:

⊙ In der Vorweihnachtszeit wurden von Mandy und ihren Kollegen immer Überstunden erwartet, um die gehäuften Kundenwünsche zu bewältigen. Es war anstrengend und stressig, 10 bis 12 Stunden am Tag mit dem Menschenandrang umzugehen. Jedes Jahr nahm Mandy in dieser Zeit mindestens 5 Kilo zu, weil sie sich zu wenig bewegte und ständig Süßes naschte. Dies ist ein Beispiel für eine Gewichtszunahme durch Stress.

⊙ Paulettes Chef setzte ebenfalls voraus, dass seine Mitarbeiter im Weihnachtsgeschäft mehr arbeiteten. Doch zu allem Überdruss schrie Paulettes Chef seine Leute auch noch an, sie sollten schneller arbeiten, und beschimpfte sie. Er rief sie sogar zu Hause an und stellte absurde Fragen. Trotz ihrer tiefen Religiosität zwang er Paulette, sonntags zu arbeiten, sodass sie nicht in die Kirche gehen konnte. Er drohte, allen zu kündigen, die sich seinen Anordnungen nicht beugten. Dies ist ein Beispiel für Gewichtszunahme durch Missbrauch.

⊙ Marcia arbeitete für ein Rüstungsunternehmen. In den Achtzigerjahren hatte die Firma Tausende von Arbeitern eingestellt, doch nach dem Ende des Kalten Kriegs brach die Produktion ein. Marcia wusste, dass in den kommenden 2 Jahren 3500 Leuten gekündigt werden würde. Jeden Morgen wachte sie mit der Angst auf, ob sie heute an der Reihe wäre. Sie sah zu, wie ein Kollege nach dem anderen gehen musste. Der mit dieser Warterei verbundene Stress war unerträglich für sie, sodass sie immer mehr aß, knabberte und naschte. Auch dies ist ein Fall von Gewichtszunahme durch Stress.

⊙ Joel versuchte ebenfalls, durch übermäßiges Essen mit seinem Stress fertig zu werden. Er arbeitete seit 5 Jahren als Polizist. Die ständige Gefahr setzte ihm so zu, dass er sich abends mit Chips, Popcorn und anderen Knabbereien beruhigte.

⊙ Kellys Stress entstand durch einen Job, der nicht zu ihrer Persönlichkeit passte. Sie war eine lebendige, kreative Person, die gerne an eigenen Projekten arbeitete. Warum war sie dann in der Schadensabwicklung einer Versicherung gelandet? Weil ihr dieser Job nach dem College als Erstes angeboten worden war, sodass sie zugegriffen hatte. Jetzt erstickte sie fast unter dem ganzen Papierkram und dem großen Versicherungsapparat.
Sie machte ihre Arbeit gut, doch die Monotonie setzte ihr schwer zu. Ich fragte sie, warum sie sich nicht eine andere Arbeit suche. Zu meiner Überraschung meinte sie. »Es sind

doch nur noch vierzehn Jahre bis zur Rente.« Ich weiß nicht, wie Sie darüber denken, aber ich finde 14 Jahre eine ziemlich lange Zeit, wenn es einem schlecht geht. Da es für Kelly schwierig war, in der unsicheren wirtschaftlichen Lage zu kündigen, arbeiteten wir daran, wie sie die Umstände ihres Jobs verändern und mehr Befriedigung daraus ziehen könnte. Kelly lernte, sich auf die Teile ihrer Arbeit zu konzentrieren, die ein wenig Kreativität zuließen und ihr Befriedigung verschafften – zum Beispiel, die Geschädigten zu beruhigen und ihnen beim Bewältigen ihrer Verluste beizustehen.

Die meisten Menschen gehen mit Arbeitsstress ähnlich um wie Kelly, indem sie an ihrer Einstellung oder an ihren Arbeitsbedingungen etwas ändern. In der zweiten Hälfte dieses Buches werden Sie Möglichkeiten für den Umgang mit Stress kennenlernen, auch mit beruflichem Stress. Sofern Sie es allerdings mit einer Situation zu tun haben, in der Missbrauch stattfindet, müssen Sie dafür eine klare Lösung finden. Missbrauch darf nicht ignoriert werden. Sie müssen sich aus der Situation entfernen, entweder indem Sie sich in eine andere Abteilung versetzen lassen oder eine bessere Arbeit finden oder dafür sorgen, dass die betreffende Person bestraft oder entfernt wird. Keiner dieser Schritte ist leicht. In der aktuellen wirtschaftlich unsicheren Situation zögern die meisten, Unruhe zu stiften. Doch wenn die Situation an Ihrem Arbeitsplatz so schlimm ist, dass Ihre Gesundheit darunter leidet, haben Sie da noch eine andere Wahl, als auf Ihren Körper zu hören und sich dem Problem zu stellen?
Fettleibigkeit zieht weitere Probleme nach sich. Leider wird Menschen, die von der Norm abweichen, oftmals

Unfreundlichkeit, ja sogar Grausamkeit entgegengebracht. Mit dickleibigen Menschen wird oft unglaublich unsensibel umgegangen. Leute, die nie daran denken würden, einen dunkelhäutigen Menschen oder einen Behinderten zu diskriminieren, haben oft keine Probleme, zu jemandem geringschätzig »Fettsack« zu sagen, nur weil er beleibt ist.

Eine von 1981 bis 1988 durchgeführte Studie der Harvard Universität ergab, dass die Heiratschancen bei übergewichtigen Frauen um 20 Prozent geringer sind, dass sie eine weniger gute Ausbildung genießen und im Durchschnitt pro Jahr 6710 Dollar weniger verdienen als schlankere Frauen. Die Wahrscheinlichkeit, dass übergewichtige Männer heiraten, ist um 11 Prozent geringer; außerdem verdienen sie 3000 Dollar weniger als schlankere Männer. Man kann natürlich sagen, dass es nicht unbedingt ein Nachteil ist, unverheiratet zu sein. Manche Menschen sind sogar lieber Single. Ich glaube jedoch, dass diese Menschen unter sexuellen Traumata leiden, was bewirkt, dass sie langfristige Beziehungen und Ehen meiden oder gar sabotieren.

Eine Reihe wohldurchdachter Untersuchungen hat nachgewiesen, dass übergewichtige Menschen beruflich benachteiligt werden. Und jeder Übergewichtige hat es buchstäblich am eigenen Leib erfahren: Die Gesellschaft verachtet einen, wenn man dick ist.

Ich weiß aus eigener Erfahrung, dass ich in meiner »dickeren Phase« anders behandelt wurde, obwohl ich nur 10 Kilo mehr wog. Die Männer hielten mir nicht mehr die Tür auf und luden mich nicht mehr ein. Ich wurde unsichtbar.

Diese schlechte Behandlung verstärkt die Isolation, die Einsamkeit und andere Gefühle, die Fressattacken auslösen. Wenn Sie deprimiert und depressiv sind, weil Sie gehänselt und gebrandmarkt werden: Was tun Sie dann, um sich besser zu fühlen? Sie essen! Wenn Sie wütend sind, weil Sie in Ihrem Kleiderschrank nichts mehr finden, in das Ihr immer dicker werdender Körper passt: Wie beruhigen Sie sich dann? Durch Essen!

Der Schmerz des Verlustes und der Trauer

Einen geliebten Menschen zu verlieren ist nie leicht. Der Kummer und die Trauer vermischen sich mit anderen schmerzhaften Gefühlen: War es mein Fehler? Hätte ich es verhindern können? Warum musste das passieren?

Die bekannte Autorin Elisabeth Kübler-Ross hat den Prozess der Trauer ausführlich untersucht. Sie schrieb, dass mit der Trauer oft zunächst Schock und Fassungslosigkeit einhergehen. Darauf folgt eine Phase, in der man versucht, mit Gott zu »verhandeln« (»Ich gehe auch jeden Sonntag zur Kirche, wenn du sie nur leben lässt«). Als Nächstes fühlt sich die leidtragende Person wütend und betrogen: von sich selbst, von Gott, von der Situation oder von dem Menschen, den sie verloren hat. Nach der Wut kommt die Depression – diesen Zustand assoziieren wir am meisten mit Trauer. Im Normalfall lässt der Schmerz dann allmählich nach. Nach etwa sechs bis neun Monaten entsteht eine gewisse Akzeptanz.

Oft bleiben Menschen jedoch auf einer Stufe dieses Prozesses fixiert: Besonders häufig gilt dies für den Zustand der Wut und Depression bei jenen Menschen, die sich mit einem Verlust nicht abfinden können. Es sind gerade diese Emotionen, weswegen Menschen dazu neigen, zu viel zu essen.

Meine Klienten, die aufgrund von unerlöstem Kummer zu

viel aßen, hatten die unterschiedlichsten Verluste zu beklagen:

◉ Suzanne hatte zusehen müssen, wie ihre Mutter an einem Herzinfarkt starb. Sie hatte verzweifelt versucht, ihr zu helfen, aber es war zu spät.

◉ Jim hatte bei einem Arbeitsunfall seine rechte Hand verloren.

◉ Ediths Vater hatte ihren Hund erschossen, weil er im Gemüsegarten gebuddelt hatte. In ihrem Kummer mischten sich die aufgestaute Wut gegen ihren Vater und die Trauer um ihren besten Freund. Der Verlust von Haustieren ist eine Quelle von viel unerlöstem Gram, weil viele Leute sich nicht trauen, offen um ihre Lieblinge zu trauern, aus Furcht, sich lächerlich zu machen. Unsere Beziehung zu Tieren können jedoch manchmal genauso eng sein wie zu Menschen.

◉ Monicas emotionales Leiden rührte daher, dass sie ihre Großmutter schmerzlich vermisste. Ihre Oma war ihr Vorbild, ihre Vertrauensperson und beste Freundin gewesen. Obwohl sie bereits seit 3 Jahren tot war, vermisste Monica sie schrecklich.

◉ Ruby hatte das Sorgerecht für ihr kleines Mädchen verloren. Ihren Schmerz darüber verglich sie mit einem Todesfall.

◉ Obwohl Phyllis bereits vor 2 Jahren von ihrem Mann verlassen worden war, trauerte sie immer noch um den Verlust ihres Traums einer idealen Ehe. Das Zusammenleben war zwar nie harmonisch gewesen, aber Phyllis konnte die Wut und den Groll nicht loslassen, die der plötzliche Weggang ihres Mannes in ihr ausgelöst hatte.

⊙ Nicki hatte 12 Jahre lang für dasselbe Unternehmen gearbeitet und ihren Job für sicher gehalten. Trotz einer akut drohenden Massenentlassung machte sie sich keine Sorgen. Daher war es ein enormer Schock für sie, als sie eines Tages die Kündigung erhielt. Nach so vielen Jahren harter Arbeit fühlte sie sich verraten und betrogen. Ihr Kummer wurde durch die finanziellen Konsequenzen verstärkt: Sie musste in eine kleinere Wohnung ziehen und ihren schicken Sportwagen, auf den sie so stolz war, gegen einen günstigen Kleinwagen tauschen.

Der Trauer-Aspekt des Abnehmens

Der schwierigste Verlust für Esssüchtige ist der ihres besten Freundes und Trösters: des Essens. Schokoladeneis, Cheeseburger oder sonstige nährende »Retter« in schwierigen Momenten aufzugeben – das fühlt sich oft an wie der Tod eines Geliebten oder einer besten Freundin.

Ich habe über diesen Aspekt des Übergewichts viel geforscht und festgestellt, dass es wichtig ist, diesen Trauerprozess anzuerkennen. Während der Schockphase ist man zunächst blind mit allem einverstanden, um abzunehmen: Man lässt sich teure Mitgliedschaften in Fitnessstudios aufschwatzen, macht in Diätclubs mit und leistet jeden Schwur.

Die Wutphase ist mehrschichtig: Zum einen ringt die Betroffene mit Fragen wie: »Warum ich? Warum nehme ich so leicht zu? Wie konnte ich es zulassen, so fett zu werden?

Warum bin ich nicht wie mein Mann, der essen kann, was er will, und nie dick wird?« Zum anderen kommt irgendwann all die unterdrückte Wut zum Ausbruch. Die meisten Menschen meinen, die Ursache der Reizbarkeit liege in der Diät, und kehren zur gewohnten Ernährungsweise zurück, um sich besser zu fühlen. Die dritte Stufe ist dann das Verhandeln: mit sich selbst, mit dem Universum, mit Gott. Die Gesetze der Physik, der Verdauung und des Stoffwechsels werden den eigenen Bedürfnissen anzupassen versucht nach dem Schema: »Ich darf heute zum Sonntagsfrühstück ruhig viel essen, weil ich morgen ins Fitnessstudio gehe«, oder: »Ich nehme mir jetzt zum Abendessen eine zweite Portion, dafür lasse ich morgen das Frühstück weg.«

Nach dem Verhandeln kommt die Depression. Die Betroffene gelangt an einen Punkt, an dem die Versuchung groß ist, entweder zu sagen: »Was soll's? Ich werde immer dick sein«, und alle Bemühungen aufzugeben, oder die Diät zwar durchzuboxen, aber auf andere Suchtformen wie Alkohol, Beziehungen oder Einkaufen umzuschwenken, um der Depression auszuweichen.

Viele Depressionen sind nach innen gewandte Wut. Das Ergebnis ist Selbstanklage oder Scham – was wiederum zu übermäßigem Essen führen kann. Manche Nahrungsmittel enthalten Stoffe und haben Qualitäten, die eine antidepressive Wirkung entfalten. Deswegen neigen so viele Depressive zur Esssucht.

Die letzte Stufe der Trauer ist die Akzeptanz. Wer sich erfolgreich durch die verschiedenen Stufen hindurchgekämpft hat und bei seiner ausgewogenen Ernährung geblieben ist, weiß: Für das Problem des Übergewichts gibt es keine schnellen Lösungen; es begleitet einen ein Leben lang.

An diesem Punkt akzeptiert die Betroffene, wie ihr Körper beschaffen ist: Wenn sie zu viel isst, nimmt sie zu. Wenn sie leichte Nahrung zu sich nimmt und Sport treibt, bleibt sie schlank und hält ihre Muskeln in Form.

Akzeptanz bedeutet, diese Realität zu verstehen und anzunehmen; es bedeutet nicht notwendigerweise, sie zu genießen. Akzeptanz heißt, sich einer Sache zu stellen und die Verantwortung fürs eigene Tun zu übernehmen. Statt sich in Fragen nach dem »Warum?« zu suhlen, will man herausfinden, wie das Beste aus der Situation zu machen ist.

Posttraumatische Essstörungen

Auch der durch traumatische Erfahrungen ausgelöste Stress kann zu übermäßigem Essen führen. Nach dem Erdbeben in Los Angeles 1994 berichtete die Kolumnistin der »Los Angeles Times«, Robin Abcarian, wie nervenzermürbend sich die Erschütterungen des Bodens unter einem anfühlten. Ein Erdbeben ist extrem furchterregend – als Einwohnerin von Kalifornien habe ich das oft erlebt, auch 1989 in San Francisco. Abcarian schrieb in der »Times«, sie und ihre Freundinnen hätten angefangen, ihre gewohnte kalorienarme Ernährung durch fett- und kalorienreiche Nahrungsmittel zu ersetzen. Die Muffins, der Speck und die Cheeseburger wirkten sättigend, tröstlich und beruhigten die zitternden Nerven.

Shirleys Geschichte
Meine Klientin Shirley reagierte auf ein plötzliches Trauma auf ähnliche Weise. Als sie spätabends von einem Kurs nach Hause fuhr, stieß plötzlich etwas mit einem schweren dump-

fen Aufprall gegen ihren Wagen. Sie blieb sofort stehen und betete, dass sie niemanden angefahren hatte. Aber es nützte nichts mehr.

Ein anderer Fahrer rief einen Krankenwagen. Weil Shirley so sehr damit beschäftigt war, sich um den angefahrenen Radfahrer zu kümmern, bemerkte sie nicht einmal, dass ihre Nase gebrochen war, als sie gegen das Lenkrad geprallt war. Der Radfahrer starb am nächsten Tag. Zwei Wochen später begann Shirley mit einer Psychotherapie.

Während ihre Schuldgefühle sie innerlich auffraßen, fing Shirley an, sich zur Kompensation mit Essen vollzustopfen. Ihr Herz schmerzte, ihre Nase tat weh und ihr Körper fühlte sich durch das zugelegte Gewicht unangenehm geschwollen an. In ihren Albträumen durchlebte sie immer wieder den Unfall, sodass sie kaum Schlaf fand.

Posttraumatische Belastungsstörungen sind ein Kompensationsmechanismus. Angesichts plötzlicher, überwältigender Angst legt der Körper in gewisser Weise den Schalter um und verändert sein Verhalten und seine Emotionen. Das Leben dieser traumatisierten Menschen ist von Unsicherheit, zwanghaften Gedanken, Sorgen und Albträumen geprägt und viele suchen Trost im Essen.

In den folgenden Kapiteln gehe ich auf einige der biologischen Hintergründe ein, warum wir auf Traumata und Stress mit übermäßiger Nahrungsaufnahme reagieren. Sie erfahren auch, wie Sie das unmäßige Essen durch gesündere und wirksamere Verhaltensweisen ersetzen können.

Selbstherabsetzung

Manche Menschen fügen sich den Missbrauch auch selbst zu. Viele meiner Klientinnen mit niedrigem Selbstwertgefühl meinten, sie verdienten nichts Gutes. Sie versagten sich die grundlegendsten Dinge und verhielten sich in der Vernachlässigung ihrer selbst wie knauserige Eltern.

⊙ Obwohl es Mindy und ihrem Mann finanziell gut ging, gab Mindy kaum Geld für ihre eigene Kleidung aus. Ihrem Mann und ihren Kindern kaufte sie nur das Beste, doch sie selbst lief in Hauskleidern aus der Ramschkiste und mit billigen Plastikschuhen herum. Ich fragte sie nach der Qualität ihrer Unterwäsche und Strümpfe, worauf Mindy zögerlich zugab, sie seien ausgeleiert und abgenutzt. Ich musste es Mindy richtig zur Hausaufgabe machen, sich neue Unterwäsche, Kleidung und Schuhe zu kaufen. Die unmittelbare Wirkung auf ihr Selbstbewusstsein war offensichtlich.

⊙ Judy hatte eine selbstzerstörerische Gewohnheit, die an Zwangsverhalten grenzte: Sie pulte sich ständig im Gesicht herum, drückte kaum sichtbare Pickel aus und zupfte sich Härchen aus, bis sie blutete. Durch diese Misshandlung war ihre Gesichtshaut ganz rau und schmerzhaft geworden.

⊙ Danas Leben hätte sehr viel einfacher sein können, wenn sie sich richtig um ihr Auto gekümmert hätte. Aber sie wartete immer, bis etwas kaputtging. Dadurch brachte sie sich selbst und andere in Gefahr und kam oft zu spät.

⊙ Jeannies Esssucht stellte eindeutig eine Form von Selbst-missbrauch dar. Sie wollte verzweifelt abnehmen, war aber überzeugt, unfähig zu sein, ihre Ziele zu erreichen. Sie fühlte sich völlig inkompetent und gab sich selbst die Schuld daran, viele Dinge nicht im Griff zu haben. Um sich für ihre »Schlechtigkeit« zu bestrafen, stopfte sie sich mit Essen voll, bis ihr schlecht wurde.

Selbstmissbrauch kann tödlich sein. Viele sexuell miss-brauchte Klientinnen von mir hatten Suizidversuche hinter sich. Viele ritzten sich die Handgelenke und andere Teile des Körpers auf. Wallace (1993) gibt das Ergebnis einer Studie des »Who's Who Among American High School Students« wieder: 20 Prozent der klügsten Studentinnen der Nation berichten, sie hätten sexuelle Übergriffe durch einen Bekannten erlebt. Von diesen 20 Prozent hatten 56 Prozent mit Selbstmordgedanken gespielt und 17 Prozent hatten bereits versucht, sich umzubringen.

Auch niedrigschwelliger Stress, also Stress durch viele kleine Auslöser, kann auf die Dauer schädigend sein, wenn auch nicht in dem oben genannten Ausmaß. Letztlich ist es gut, jede Form von Stress aufzulösen. Deshalb führe ich hier bei-spielhaft einige Situationen auf, die relativ leicht zu über-winden sind:

⊙ Henrietta war unordentlich und musste jeden Morgen Schlüssel, Portemonnaie, Stifte und alles, was sie sonst noch brauchte, zusammensuchen. Also gewöhnte sie sich an, all diese Utensilien schon am Abend in der Nähe der Haustür zu deponieren.

⊙ Margaret kämpfte jeden Tag mit dem Garagentor, das sich immer schon zu schließen anfing, während sie noch mit dem Wagen durchfuhr. Ein Anruf bei der Firma löste das Problem, das sie seit Monaten Nerven gekostet hatte.

⊙ Vicki brach sich immer wieder die Fingernägel ab, wenn sie versuchte, das rostige Zahlenschloss zu bedienen, mit dem sie ihren Schrank im Studio abschloss. Ein neues Schloss kostete nur 5 Dollar und erleichterte ihr das Leben.

⊙ Melissa brachte ständig ihre Bücher zu spät in die Bücherei und musste immer hohe Gebühren bezahlen. Ein Teil des Problems bestand darin, dass die Bücherei weit von ihrer Wohnung und Arbeitsstätte entfernt auf der anderen Seite der Stadt lag. Melissa wurde klar, dass es sie weniger Geld kosten und ihr viel Stress ersparen würde, wenn sie sich die Bücher kaufte, statt sie auszuleihen.

⊙ Anita kannte ihren Kontostand nicht, weil sie seit einem Jahr keinen Bankauszug mehr angesehen hatte. Ihre Schecks wurden oft gesperrt und die Überziehungsgebühren zehrten an ihren mageren Ersparnissen. Sie beschloss, von nun an genau über ihre Ausgaben und Einnahmen Buch zu führen.

⊙ Leighs finanzielle Situation war ebenfalls ein Desaster, weil sie zu viele Kreditkarten hatte und sie ständig überzog. Ihre »Heilung« bestand darin, ihre Karten zu zerschneiden und die Schulden schnellstmöglich zu begleichen.

Selbst verursachter Stress und das Selbstwertgefühl

All die oben erwähnten Klientinnen litten bereits vor ihrem Selbstmissbrauch unter einem niedrigen Selbstwertgefühl. Die Vernachlässigung ihrer selbst trug jedoch keinesfalls dazu bei, dass sich ihr Selbstwertgefühl erholen konnte. Bei Menschen, die sehr unorganisiert sind, kann dieser Schlendrian bereits aus ihrer Kindheit stammen. Bei anderen entwickelt sich die Gewohnheit, sich nichts Gutes zu gönnen, vielleicht eher schleichend.

Dieses Phänomen wurde mir besonders deutlich, als ich die Kaufgewohnheiten dieser Frauen betrachtete: Nie kauften sie etwas für sich selbst, was nicht im Sonderangebot war. Selbst wenn der gleiche Artikel genau dasselbe kostete, kauften sie ihn nur, wenn er als reduziert ausgezeichnet war. Sie meinten, sie hätten nicht das Recht, etwas zu besitzen, das den vollen Preis kostete.

Manche meiner Klientinnen fürchteten sich auch davor, ihren Männern zu sagen, dass sie sich etwas gekauft hatten. Diana hängte neue Sachen zuerst ganz hinten in ihren Schrank und holte sie frühestens nach zwei Monaten hervor. Wenn ihr Mann bemerkte, dass sie ein neues Kleid oder eine neue Bluse trug, konnte sie wahrheitsgemäß sagen: »Das habe ich schon seit Monaten.« Doch diese Art von Heimlichkeit ist schlecht fürs Selbstwertgefühl.

Viele meiner Klientinnen meinten auch, sie verdienten nichts Gutes, solange sie nicht abgenommen hätten. In Wahrheit ist es genau anders herum, erklärte ich ihnen dann: Zuerst müssten sie sich gut um sich kümmern, dann steige ihr Selbstwertgefühl. Sobald ihr Selbstwertgefühl besser sei, gehe ihr Appetit zurück und sie nähmen ab.

Sie müssen sich gut um sich kümmern, selbst wenn Sie glauben, es nicht zu verdienen. Dann tun Sie eben so, als wäre Ihr Selbstwertgefühl gut. Tun Sie so, als wären Sie jemand, den Sie bewundern, zum Beispiel irgendein Filmstar. Tun Sie so, als wären Sie schlank. Verhalten Sie sich so, wie Sie meinen, dass sich diese Person verhalten würde. Ihr Selbstwertgefühl wird Ihnen diese Zuwendung danken!

Tief in Ihrem Inneren freut sich dann Ihr kleines Mädchen, dass Sie für es sorgen. Es wird denken: »Oh, ich bin wohl ein ganz besonderes Mädchen, dass ich so gut behandelt werde.« Und wenn sich das kleine Mädchen in Ihnen gut fühlt, spiegelt sich das darin wider, dass Sie sich mit sich selbst gut fühlen.

Sie brauchen sich nur Folgendes klarzumachen: Sie sind sicher gerne mit Leuten zusammen, die Sie gut behandeln, oder? Mit Leuten, die nette Dinge sagen und Ihre Gefühle und Bedürfnisse berücksichtigen. Und ich vermute auch, Sie meiden gerne Menschen, die unfreundlich und egoistisch sind. Nun, im Hinblick auf Sie selbst gelten dieselben Vorlieben: Wenn Sie gut zu sich sind, werden Sie glücklicher sein und sich wohler fühlen. Wenn Sie sich vernachlässigen, fühlen Sie sich ungeliebt und einsam.

Denken Sie also daran: Zuerst gilt es, gut zu sich selbst zu sein. Dann werden Sie auch abnehmen.

5

Doktorspiele sind kein Kinderspiel

»Ich habe noch nie ein wichtiges Projekt begonnen, für das ich
mich angemessen vorbereitet gefühlt habe.«
Dr. Sheldon Kopp, Psychotherapeut und Autor

Die 33-jährige Sekretärin Stephanie saß weinend in
meiner Praxis. »Mein Mann sagt, unser Sexualleben gefällt
ihm nicht«, sagte sie unter Tränen. »Und ich weiß auch,
woran es liegt. Ich bin zu fett!« Sie schluchzte heftig in ihr
Taschentuch und wiederholte, wie unattraktiv sie sich finde
und dass ihr übergewichtiger Körper an all ihrem Unglück
schuld sei.

Natürlich war es in Wahrheit umgekehrt: Ihr Unglücklichsein und auch die Probleme mit ihrem Sexualleben gingen
ihrem Dicksein voraus. Ich bat sie, ihren Mann Raymond
zu einem Termin mitzubringen. Er schien sich am Anfang
der Sitzung unwohl zu fühlen, doch nachdem er Stephanie
eine Weile zugehört hatte, schaltete er sich erregt ein.

»Stephanie, dein Körper hat mit unseren Problemen nichts
zu tun!«, erklärte er mit Nachdruck. »Ich hätte nichts dagegen, wenn du etwas abnehmen würdest, aber das Haupt-
problem ist, dass du nie Sex haben willst. Und wenn wir es
dann mal tun, scheinst du völlig abwesend zu sein. So als

wäre zwar dein Körper da, aber dein Herz überhaupt nicht bei der Sache. Wie soll mich das erregen, wenn es dich überhaupt nicht erregt?«

Stephanie schaute ihren Mann entgeistert an. Sie konnte es kaum glauben, dass ihr Mann von ihrer Cellulitis und ihren Fettrollen nicht angewidert war.

Nachdem Stephanie verstanden hatte, dass Raymond sich von seiner Frau eine regere Beteiligung an ihrem Sexualleben erhoffte, konnten sie anfangen, die Situation zu heilen. Ich begleitete das Paar dabei, sich über ihre Wünsche und Ängste in der Beziehung besser zu verständigen und zu überlegen, wie sie ihr Sexualleben so gestalten könnten, dass sie beide mehr Freude daran hatten.

Ich arbeitete vor allem mit Stephanie daran, herauszufinden, was es ihr so schwer machte, Sexualität zu genießen. Es stellte sich heraus, dass sie sich die Erlaubnis geben musste, sich beim Sex zu entspannen und ihn zu genießen. Durch frühe Erfahrungen hatte sie gelernt, Sex sei schlecht und schmutzig.

Stephanies Geschichte

Bei ihrer ersten sexuellen Erfahrung war Stephanie eine süße Fünfjährige mit braunem Haar und großen Kulleraugen gewesen. Ihr großer Bruder Bob hatte sie an einem langweiligen Samstagvormittag mit zu den Nachbarskindern genommen. Deren Eltern waren den Tag über weg und hatten ihre drei Söhne alleine zu Hause gelassen. Das hieß, dass Stephanie mit vier pubertären Jungen allein war – eine brenzlige Situation.

Als hätten sie es geplant, bat einer der Jungen Bob, mit ihm im Garten Korbwürfe zu üben. Stephanie blieb mit den anderen beiden Jungen allein, die ihr vorschlugen, »Doktor« zu spielen. Das kleine, ahnungslose Mädchen machte mit. Sie sei die Patientin, sagten die Jungen, und sie selbst die Ärzte.

»Zuerst ziehst du dich ganz aus«, gaben sie vor. Stephanie war zu jung, um sich zu genieren. Als sie nackt war, sollte sie sich auf ein Bett legen. »Okay, du tust jetzt so, als wärst du ganz krank, und wir kümmern uns um dich«, erklärten sie. Die Jungen hatten nie zuvor ein nacktes Mädchen gesehen und fassten sie voller Neugierde überall an. Vor allem Stephanies Genitalien waren für sie äußerst interessant. Sie spreizten ihr die Beine und erforschten alles. Stephanie wollte keine Spielverderberin sein und machte mit, nur als einer der Jungen seinen Finger in ihre Vagina steckte, protestierte sie.

»Aua, du tust mir weh!«

»Halt still«, befahl er ihr, »wir sind die Ärzte, wir müssen das tun.«

Stephanie klemmte ihre Schenkel zusammen und drückte mit den Händen gegen ihre Hüften, um den Schmerz zu ertragen. Tränen rannen über ihre Wangen, aber die Jungen machten weiter.

»He, was macht ihr da?!« Die Tür flog auf und Bob und der andere Junge kamen ins Zimmer. Bob starrte die beiden Jungen an, während der ältere Bruder, der mit im Garten gewesen war, auf sie einschimpfte.

»Zieh dich schnell an, Stephanie, wir müssen hier weg!«, befahl Bob seiner kleinen Schwester. Sie kämpfte mit ihrem Höschen und verzerrte vor Schmerz das Gesicht, als sie die Textilien über ihre zarten Genitalien zog. Staksig ging sie die Treppe hinunter, während Bob sie drängte, schneller zu gehen.

Bob und Stephanie erzählten ihren Eltern alles, was geschehen war, und erwarteten, dass sich die Eltern bei den Nachbarn beschweren würden. Stattdessen erhielten sie Prügel für ihre »Dummheit«. Verwirrt und gedemütigt entwickelte Stephanie ihre ersten Vorstellungen von Sexualität. Kein Wunder, dass Stephanie Sex mied. Für sie war es mit Schmerz, Ausnutzung und Strafe verbunden.

Der Mythos der Doktorspiele

Viele Erzieher und Pädagogen meinen, kindliche sexuelle Erkundungen seien harmlos, weil diese Neugierde normal und natürlich sei. Neugierde ist sicherlich natürlich, und sie führt auch oft zur Entdeckung von Unterschieden zwischen Mädchen und Jungen, doch nicht alle »Doktorspiele« sind harmlos. Zu viele Kinder erleiden Übergriffe von älteren Kindern. Den beiden Jungen in Stephanies Geschichte war es egal, dass das Mädchen protestierte und weinte; ihnen ging es nur darum, ihre eigenen Bedürfnisse zu befriedigen. Sie überschritten die Grenze zum Missbrauch, weil sie Stephanies Befinden ignorierten.

Natürlich gibt es auch harmlose sexuelle Erkundungen. Vorpubertäre Jungen schauen sich ihre Genitalien an und masturbieren. Kleine Mädchen genießen das Gefühl, was in ihrem Schoß entsteht, wenn sie auf dem Fahrradsattel herumrutschen. Und häufig erforschen Kinder desselben Geschlechts ihre Möglichkeiten gemeinsam. Ein paar meiner Klienten hatten Angst gehabt, sie seien homosexuell, bloß weil sie als Kinder zusammmen mit Gleichgeschlechtlichen ihre Sexualität erforscht hatten.

⊙ Kathleen zum Beispiel erinnerte sich, wie sie mit vier Freundinnen zusammen übernachtet hatte und sie einander an den noch kaum existierenden Brüsten und an den Schamlippen berührt hatten. Jahrelang hatte sie es geheim gehalten, weil sie meinte, etwas ganz Schlimmes getan zu haben. Sie war unendlich erleichtert, als sie erfuhr, dass solche Erfahrungen unter Kindern recht häufig sind.

⊙ Jerry litt unter ähnlichen Ängsten. Sein bester Freund Brion und er hatten sich in einem Sommer des Öfteren gegenseitig die Penisse gehalten und einander »geruckelt«, bis sie ejakulierten. Damals hatten sie dabei viel Spaß gehabt und gelacht. Im Lauf der Jahre jedoch entwickelte Jerry die Befürchtung, er sei schwul, zumal seine Beziehungen zu Frauen nicht so einfach waren. Wie Kathleen war er sehr froh, zu erfahren, dass solche Kinderspiele normal sind.

Die Grenze zwischen normaler sexueller Erkundung und sexuellem Missbrauch wird überschritten, sobald einer der Beteiligten nicht freiwillig mitmachen möchte. Ein Kind, das unter Druck gesetzt, genötigt, ausgetrickst oder irgendwie gezwungen wird, leidet hinterher unter den emotionalen Konsequenzen von Missbrauch. Diese Emotionen sind es – nicht das, was tatsächlich getan wurde –, was Verwirrung stiftet und Schaden anrichtet.
Deswegen kann »Doktor spielen« emotional genauso verletzend sein wie regelrechter Geschlechtsverkehr. Wie sich der sexuelle Missbrauch auf der körperlichen Ebene abspielt, ist sekundär. Wenn das Kind von Gefühlen überflutet wird, die es nicht verstehen und nicht aushalten kann, wird es emotional verwundet.

Die Verbindung zwischen Schmerz und Pfunden

Hinter übermäßigem Essen sind oft emotionale Gründe verborgen – dessen sind sich heutzutage viele Menschen bewusst. Wir überessen uns infolge von Stress, Ärger, Erschöpfung, Depression, Einsamkeit und Unsicherheit. Ofper eines Missbrauchs überessen sich jedoch, ohne zu realisieren, dass sie eine Wahlmöglichkeit haben. Sie fühlen sich unter Zwang. Sie essen, als gäbe es keine Zukunft – und tatsächlich ist »Zukunft« für sie eine abstrakte Idee, weil ihr Leben von der Vergangenheit beherrscht wird.

Doktorspiele sind eine Form von Missbrauch, die ein Kind dafür prädestiniert, Essstörungen zu entwickeln.

Beckys Geschichte

Becky war 6 Jahre alt, als sich ihr älterer Stiefbruder Michael mit ihr im Badezimmer einschloss und sie überredete, mit ihm zu duschen. Er seifte Becky verführerisch ein und verbachte dabei viel zu viel Zeit mit ihren Genitalien.

Becky fürchtete sich. Sie hatte Angst, Michael würde sich von ihr abwenden, sofern sie protestierte. Sie fürchtete, dass es ihren Eltern missfallen würde – oder Schlimmeres. Sie fürchtete sich auch, weil es sich nicht richtig anfühlte. Doch gleichzeitig riefen die Seife, das warme Wasser und Michaels streichelnde Finger an ihrer Vagina angenehme Gefühle in ihr hervor.

Ihr Vergnügen war jedoch von kurzer Dauer, denn nach dem Duschen packte Michael sie an den Schultern, schüttelte sie und sagte mit drohender Stimme: »Sag bloß Mama und Papa nichts davon, dass wir zusammen geduscht haben! Wenn du das tust, fangen sie bestimmt an, schrecklich zu streiten, und lassen sich vielleicht scheiden. Und dann ist es deine Schuld!«

Die sechsjährige Betty hatte in diesem Augenblick gelernt, dass Lust und Angst zusammengehören. Diese Art, wie Menschen und Tiere durch ein einziges starkes emotionales Ereignis geprägt werden, wird »one-trial learning« (Lernen in einem Durchgang) genannt. Platzt zum Beispiel ein Ballon direkt neben einem Hund, wird dieser Hund eventuell zukünftig Angst vor Ballons haben. Hat jemand einmal verdorbenen Fisch gegessen und sich danach sterbenselend gefühlt, wird ihm später oft schon beim Geruch von Fisch übel, auch wenn die ursprüngliche Erfahrung Jahre zurückliegt.

In Beckys Fall verknüpfte sie zwei starke Eindrücke miteinander, die sie gleichzeitig erlebte: sexuelle Lust und große Angst. Als sie älter wurde, waren ihre Beziehungen zu Jungen von dieser Erfahrung geprägt. Bei ihrem ersten Kuss im Alter von 14 Jahren ängstigte sie die sexuelle Erregung, die sie spürte, so sehr, dass sie diesem Jungen fortan aus dem Weg ging. Und auch nach ihrer Heirat vermied sie Sex, so gut sie konnte.

Unsere Sexualität ist auch tief mit unserem Selbstbild verbunden. Wir alle tragen tief in uns intime Gefühle. Unsere Sexualität ist eine Brücke zwischen unserem inneren, privaten Selbst und unserem öffentlichen Selbst. Sex ist etwas zutiefst Persönliches, doch zugleich etwas, das wir mit bestimmten anderen Menschen teilen.

Unsere ersten sexuellen Erfahrungen bestimmen oft die Art, wie wir auch mit unseren anderen intimen Anteilen umgehen. War unsere erste sexuelle Erfahrung negativ wie bei

Becky, verinnerlichen wir diese Negativität und richten die Gefühle der Angst, Scham und Wut gegen uns selbst. Becky hätte mit gutem Recht auf ihren Stiefbruder wütend sein können, aber sie war zu jung, um zu verstehen, wer für diese Situation verantwortlich war. Kinder, die jünger als 10 Jahre sind, betrachten sich selbst als den Mittelpunkt des Universums: Alles ereignet sich um sie herum. Also muss diese Sache in der Dusche aus Beckys Perspektive natürlich ihre Schuld gewesen sein.

Nach dieser Erfahrung litt Becky unter großer Angst und Verunsicherung, ganz zu schweigen von dem Gefühl, sie sei irgendwie beschädigt. Sie schämte sich für ihre sexuelle Erregung und war überzeugt, der einzige Mensch zu sein, der so etwas je erlebt hatte. Sie träumte, Erwachsene berührten ihre – Bettys – Genitalien, und empfand dies sexuell erregend. Nach solchen Albträumen wachte sie schweißgebadet auf. Bis dahin hatte Becky nach schlimmen Träumen immer Trost bei ihrer Mutter gesucht, doch jetzt fürchtete sie sich zu sehr, irgendjemandem von diesen nächtlichen Gespinsten zu erzählen.

Stattdessen suchte sie Trost im Essen. Besonders hielt sie sich an Erdnussbutterbrote mit Marmelade, die sie verschlang, während sie abends allein in ihrem Zimmer Hausaufgaben machte. Die knackigen Stücke in der Erdnussbutter und der knusprige Toast halfen ihr, mit der tief sitzenden Angst fertig zu werden. Allmählich hielt es Becky für normal, sich so ängstlich und unsicher zu fühlen. Solange sie aß, hatte sie das Gefühl, alles sei in Ordnung.

Die erwachsene Becky war zwar nicht fettleibig, trug aber bei einer Körpergröße von 1,65 Meter ständig 12 Kilo zu viel mit sich herum. Die Marmeladenbrote sorgten dafür, dass ihre sexuelle Erregung, ihre Ängste und Unsicherheiten nicht in ihr Bewusstsein traten. Indem sie immer etwas pummelig war und sich unattraktiv kleidete, mied sie es, männliche sexuelle Aufmerksamkeit zu erregen. Wann immer sie ein Mann ansah, hielt Becky die Luft an und spürte ein leichtes Aufwallen von Angst.

Die Heilung der Verbindung von Schmerzen und Pfunden

Ähnlich wie andere Opfer von »Doktorspielen« hatte Becky sich in ihrer Not dem Essen zugewandt, weil kleinen Mädchen nur wenige emotionale Betäubungsmittel zur Verfügung stehen. Wäre das Trauma in ihrem Erwachsenenleben passiert, hätte Becky mehr Alternativen gehabt, von denen manche mehr, manche weniger gesund sind. Sie hätte einkaufen, joggen oder einen Therapeuten konsultieren können, sie hätte sich betrinken, bekiffen oder mit ihrem Mann streiten können, sie hätte die Kinder anschreien, zu schnell Auto fahren, Tagebuch schreiben oder ihre beste Freundin anrufen können. Doch im Alter von 6 Jahren blieb ihr nur das Essen. Sie schämte sich, mit ihrer Mutter über diese Erfahrung zu reden – und erst recht mit ihrem Stiefbruder. Sie wusste nichts von Sport und war zu jung, um shoppen zu gehen oder jemanden anzurufen. Also stopfte sie Essen in sich hinein.

Als sie älter wurde, verdrängte Becky die Erinnerungen an diese unangenehme Erfahrung im Bad. Ab und zu fiel es ihr wieder ein, allerdings ignorierte sie es immer sofort als etwas Unwichtiges. Als sie schließlich in die Therapie kam, erzählte sie, sie habe eine »perfekte Kindheit« gehabt, »ohne den geringsten Missbrauch«. Becky hatte sich selbst davon überzeugt, dass das Ereignis keine Wirkung auf sie gehabt hatte.

Bei meiner Arbeit mit Opfern von Missbrauch habe ich dergleichen regelmäßig erlebt: Die ursprüngliche, schmerzvolle Situation ist zu einer schwachen, aber wiederkehrenden Erinnerung geworden, die vermeintlich bedeutungslos sei. Vor dem Hintergrund all dessen, was ich bisher dargestellt habe, kann die Verbindung von Schmerzen und Pfunden mit folgenden ersten Schritten aufgebrochen werden:

1. Machen Sie sich mit Ihrer Geschichte vertraut.
Taucht eine Erinnerung ein- bis zweimal im Monat auf, dann will sie Ihnen etwas sagen. Betrachten Sie die Erinnerung als eine Lehrerin, die Ihnen etwas vermitteln will. Es mag zunächst beängstigend oder schmerzhaft sein, diese Lektion zu lernen, doch langfristig wird sie Ihr Leben entspannter und sinnvoller machen. Mit anderen Worten: Es ist die Zeit und Mühe wert, auf Ihre innere Lehrerin zu achten. Gibt es eine schwache, dunkle Erinnerung, die Ihnen immer wieder in den Sinn kommt? Ich bitte Sie keineswegs, eine zu erfinden, sondern auf das zu achten, was bereits da ist. Wenn ich Klientinnen diese Frage stelle, spielen sie die Bedeutung ihrer widerkehrenden Erinnerung meist schnell herunter. Diese Tendenz rührt daher, dass die Betroffene schon so lange mit dieser Erinnerung lebt, dass sie sie in ihre innere Landschaft integriert hat. Es ist ihr ein vertrauter Anblick und gilt deswegen als gewöhnlich und bedeutungslos. Doch sobald wir in der Therapie über die wiederkehrende

Erinnerung sprechen, merkt die Klientin in der Regel, wie stark die dahinter verborgenen Emotionen immer noch sind. Und das bringt uns zum zweiten Schritt des Heilungsprozesses:

2. Beschreiben Sie Ihre Erinnerung in ein bis zwei Sätzen.
Sie sollen nicht ausführlich in die ursprüngliche, schmerzhafte Situation eintauchen, sondern nur aus einer schwachen, fast irrealen Erinnerung ein wichtiges Stück Ihrer persönlichen Geschichte machen. Es geht also darum, die Erinnerung in die Realität zu holen.

Wenn Sie die Erinnerung mit wenigen Worten aufgeschrieben haben, wird sie Sie nicht mehr verfolgen. Selbst wenn Sie nicht ganz sicher sind, ob es wirklich so geschehen ist – schreiben Sie es auf. Wir werden keine Riesensache daraus machen oder mehr hineininterpretieren, als wirklich passiert ist. Wir wollen ihr nur Gehör schenken.

3. Achten Sie auf die Gefühle, die mit der Erinnerung einhergehen.
Achten Sie auf die emotionalen Reaktionen, die sich bei Ihnen einstellen, während Sie Ihre Erinnerung aufschreiben: Sind Sie nervös, angespannt, ängstlich? Beißen Sie die Zähne zusammen oder sind Ihre Hände zu Fäusten geballt? Klopft Ihr Herz stärker oder fühlen Sie sich leicht schwindelig? Plagen Sie Zweifel an der Richtigkeit Ihrer Erinnerung oder fürchten Sie, unnötig »ein Fass aufzumachen«, indem Sie das aufschreiben? All diese Empfindungen treten oft auf, wenn die wiederkehrende Erinnerung auf Papier gebannt wird.

Eine weitere Reaktion könnte in Ihrem Wunsch bestehen,

dieses Buch vorerst zur Seite zu legen und das Thema zu meiden. Andere Leute entwickeln zunächst einen stärkeren Appetit, während sie ihren Erinnerungen nachspüren, und leiden wieder unter Fressattacken. Doch langfristig werden Sie erkennen, dass solche Reaktionen auf Ihrem Weg zu mehr Gelassenheit und einem normalen Körpergewicht ganz normal sind.

Ihre Gier auf bestimmte Nahrungsmittel und Ihr unbändiger Appetit sind auf ähnliche Weise Lehrerinnen wie Ihre wiederkehrende Erinnerung. Sie lehren Sie, welche Lektionen für Sie in diesen Situationen stecken, und erst wenn die Lektionen verdaut wurden, können die Lehrerinnen gehen. Statt sich über sich selbst zu ärgern, weil Sie so viel essen, könnten Sie an dieser Stelle anfangen, Ihren übermäßigen Appetit mit anderen Augen zu sehen. Statt damit zu kämpfen oder sich ihm auszuliefern, könnten Sie nun herausfinden, warum Ihr Appetit so groß ist.

Die Heilung beginnt im Verstand, ereignet sich dann im Herzen und endet im Magen. Es beginnt damit, dass Sie ein intellektuelles Verständnis dafür entwickeln, welche schmerzerfüllten Situationen Ihre Essstörung ausgelöst haben. Dann geht es darum, die starken, mit diesen Situationen verbundenen Emotionen anzuerkennen und zum Ausdruck zu bringen. Wenn das geschieht, reagiert der Magen, indem er zu einem normalen Appetit zurückfindet. Unser Appetit fordert dann nicht mehr unsere Aufmerksamkeit, weil wir die Lektion gelernt haben. Dann brauchen wir es nicht mehr, hungrig zu sein.

Bleiben Sie dran!

6

Unerwünschte Avancen – psychischer sexueller Missbrauch

»Glaube, dass das Leben lebenswert ist,
und dein Glaube wird helfen, es zu verwirklichen.«
WILLIAM JAMES

In der frühen Adoleszenz passiert oft etwas Trauriges: Etwa zu derselben Zeit, in der sich die Brüste und die Sexualität junger Mädchen entwickeln, fällt ihr Selbstwertgefühl stark ab. Ich meine, zwischen diesen beiden Ereignissen besteht ein direkter Zusammenhang. Es kann für Mädchen verwirrend und beängstigend sein, wenn Männer anfangen, sexuell auf sie zu reagieren. Eltern und Lehrer bereiten die jungen Mädchen nur selten auf diese Dinge vor, sodass die Mädchen oft keine Ahnung haben, wie sie solche Szenen auffassen sollen. Ich erinnere mich, wie mir zum ersten Mal ein Mann nachpfiff. Ich war 12 Jahre alt und mit dem Fahrrad unterwegs. Meine Brüste begannen gerade, sich zu entwickeln – sie waren nur winzige Hügelchen, die nicht einmal den kleinsten BH ausfüllen konnten, aber sie waren sichtbar. Ich war ein Mädchen in einem sich entwickelnden Frauenkörper und hatte noch keine Ahnung von der Komplexität der Beziehungen zwischen Männern und Frauen.

Als ich den bekannten, anerkennenden Pfiff hörte, wandte ich mich um, um zu sehen, nach wem da gepfiffen wurde. Natürlich erwartete ich, eine Frau zu sehen. Stattdessen sah ich einen Mann in einem Ford Mustang, der seinen Kopf aus dem Fenster streckte und seinen Blick auf mich richtete. »Warum sollte mir ein Mann nachpfeifen?«, dachte ich. »Das muss irgendwie ein Irrtum sein.« Doch es geschah immer wieder; ich wurde von Männern und Jungen bemerkt und hatte keinen blassen Schimmer, wie ich damit umgehen sollte.

Warum habe ich damals nicht mit meiner Mutter über diese neue Entwicklung in meinem Leben geredet? Im Rückblick vermute ich, dass mir die Aufmerksamkeit der Männer doch nicht so wichtig war. Die Frequenz bewundernder Pfiffe und anderer männlicher Signale trat auch so allmählich in mein Leben, dass ich mich daran gewöhnte. Trotzdem ist die Situation unangenehm – um es gelinde auszudrücken. Einerseits genießt man die Aufmerksamkeit und Anerkennung; andererseits kann es für die Mädchen peinlich sein, weil sie nicht wissen, wie sie reagieren sollen. Sollen wir lächeln, oder ermutigen wir die Männer damit? Sollen wir es ignorieren, oder wirken wir dann zickig? Zeigen wir dem Typ einen Vogel, oder macht uns das zu einer blöden Kuh? Ist es nicht kompliziert, eine Frau zu sein?

Diese oben beschriebene harmlose Art zu flirten ist meistens einigermaßen unschuldig; schlimmstenfalls ist es der Frau peinlich. Sofern der Mann ehrlich und wohlwollend ist, kann Flirten auch sehr angenehm und belebend sein. Die beste »Anmache«, die ich je erlebt habe, lieferte ein Mann, der im Supermarkt neben mir stand und erstaunt bemerkte: »Kaum zu glauben, dass an Ihrer schönen Hand kein Ehering sitzt!« Ein harmloser Flirt eben. Doch die Grenze vom Flirt zum Missbrauch wird überschritten, wenn eines der folgenden Kriterien erfüllt wird:

1. Psychischer sexueller Missbrauch: Ein Erwachsener, zu dem ein Vertrauensverhältnis besteht – also der Vater, Stiefvater, Chef, Onkel, Arzt etc. –, bezieht sich auf Sie auf sexuelle Weise.

2. Das Flirten geht mit einer Herabsetzung oder Geringschätzung einher: Jemand sagt, Sie seien »billig«, »leicht zu kriegen« oder eine »Schlampe«. Das sind Beleidigungen, die bis zum Missbrauch gehen können.

3. Unangemessene sexuelle Berührungen sind im Spiel.

Wir werden diese drei Situationen in diesem Kapitel weiter erkunden und deutlich machen, wie sie mit Essstörungen zusammenhängen. Weiter hinten im Buch beschreibe ich dann, wie Sie diese ungesunde Verbindung von Schmerz und Pfunden auflösen und zu einem normalen Appetit und Körpergewicht zurückfinden.

Psychischer sexueller Missbrauch

Ich habe mit etlichen Klientinnen gearbeitet, die nicht durch körperliche, sondern durch psychische sexuelle Übergriffe verwundet waren. Psychischer sexueller Missbrauch hat oft weitreichende Konsequenzen, weil er für das Opfer oft so wenig greifbar ist: Es weiß, dass da etwas passiert ist, kann es aber schwer benennen.

Ich will damit auf keinen Fall die Belastungen herunterspielen, die aus Vergewaltigung oder Inzest entstehen. Darauf werde ich in den folgenden Kapiteln noch näher eingehen. Die Opfer von psychischem sexuellem Missbrauch ringen jedoch oft mit dem Einwand, es sei doch gar nichts Schlimmes passiert. Sie neigen dazu, ihre schmerzhaften Erinnerungen zu leugnen oder gering zu schätzen.

Psychischer sexueller Missbrauch tritt in vielen Variationen auf. Die folgenden Geschichten meiner Klientinnen illustrieren, wie unterschiedlich die Formen sind, in denen sich diese lebensprägende Situation manifestieren kann.

⊙ Brenda wuchs in einem Haus auf, in dem allerlei offen herumlag, das mit Sexualität zu tun hatte. Auf dem Wohnzimmertisch stapelte sich alles Mögliche: von Softpornos über nicht jugendfreie Bücher bis hin zu Katalogen für sexuelle Accessoires. Brenda blätterte diese Sachen durch, wenn ihre Eltern nicht in der Nähe waren, und obwohl sie die Bilder nicht ganz begriff, prägten sie doch ihr Verständnis davon, wie eine Frau aussehen und sich verhalten sollte. Nachts schauten ihre Eltern pornografische Filme an. Manchmal schlich Brenda an die Treppe und sah heimlich zu. Als Erwachsene konnte sie nie das Gefühl loswerden, Sex sei etwas Schmutziges. Das beeinträchtigte auch ihr Eheleben. Ständig schwankte sie zwischen Fressattacken und dem Wunsch nach einem Mannequin-Körper – was zu einem schweren Fall von Bulimie führte.

⊙ Teresas Vater und Stiefmutter glaubten, ihrer Tochter etwas Gutes zu tun, wenn sie mit Sexualität sehr offen umgingen. Sie liefen nackt im Haus umher und luden

Teresa immer wieder ein, mit ihnen zu duschen. Sie hatten sogar vor Teresas Augen Geschlechtsverkehr, weil sie meinten, wenn das Mädchen schon in jungen Jahren etwas davon mitkriegte, wüchse sie mit dem Eindruck auf, dass es etwas Normales und Schönes sei. Doch wie zu erwarten, war das Kind durch das Verhalten der Eltern während des Aktes stark verängstigt. Diese Angst empfand Teresa auch noch als Erwachsene, und sooft sie mit einem Mann schlief, hatte sie innerlich das Bild der nackten, sich wälzenden Körper ihrer Eltern vor sich und ekelte sich. Das wirkte sich natürlich auf Teresas Beziehungen aus. Mit 46 machte sie sich Sorgen, vielleicht nie einen Ehemann zu finden. Die innigste Beziehung hatte sie zum Essen.

⊙ Marcias Eltern trennten sich, als sie 3 Jahre alt war. Marcia wuchs bei ihrer jungen, bildhübschen Mutter auf, die ständig irgendwelche Freunde mit nach Hause brachte. In ihrer Jugend wurde Marcia von ihrer Mutter mit Ratschlägen im Hinblick auf Männer und Beziehungen überhäuft. Die Frau war auch fest entschlossen, die Kleine so zu erziehen, dass sie einmal eine gute Partie machen würde, und kleidete ihre Tochter daher schon früh auf verführerische und sexuell provokative Weise. Sie brachte Marcia bei, mit den Hüften zu wackeln und sich zu schminken. »Man kann damit gar nicht früh genug anfangen«, war ihre Devise. Doch in Wahrheit war das Mädchen noch viel zu jung.
Es wuchs damit auf, sich als Objekt für das Vergnügen der Männer zu empfinden. Es lernte nicht, auf eigene Wünsche zu hören, und war ahnungslos, was es selbst wollte. Marcia wusste nur, was Männer wollen und was ihre Mutter wollte. Sie war völlig von außen gesteuert und wirkte wie eine ober-

flächliche, wenig ernsthafte Person, die es nur allen recht machen will.

Tief in ihrem Inneren schrie Marcias Seele jedoch nach Anerkennung und Aufmerksamkeit. In der Therapie lernte Marcia, ihre eigenen Bedürfnisse wahrzunehmen und eine Balance zu finden zwischen der Fürsorge für andere und der Fürsorge für sich selbst. Sie hatte das Wehklagen ihrer Seele in Alkohol ertränkt und unter Naschereien begraben. Sobald sie anfing, auf ihre Bedürfnisse zu achten, ließ ihre Gier nach Alkohol und Naschkram nach.

◉ Ähnlich wie Marcia wuchs Suzanne bei einer alleiner-ziehenden Mutter auf, die regelmäßig Liebhaber mit nach Hause brachte. Suzanne hörte in ihrer Jugend oft sexuelle Geräusche aus dem Schlafzimmer, ohne alt genug zu sein, so richtig zu verstehen, was sie wahrnahm.

»Ich erinnere mich, wie ich meine Mutter ›Oh, mein Gott, oh mein Gott!‹ schreien hörte«, erinnerte sich Suzanne. »Bis heute bin ich vollkommen still, wenn mein Mann und ich uns lieben, und ich weiß, ich tue das, weil ich nicht so einen Lärm machen will wie meine Mutter.« Suzanne lernte, die Stille mit viel Essen zu füllen.

◉ Auch Karen wurde in ihrer Jugend auf unangemessene Weise mit sexuellen Eindrücken konfrontiert. Bei ihr waren es die dreckigen Witze ihres Vaters und Onkels während der Saufgelage am Wochenende. Die Männer bestanden darauf, dass Karen zuhörte, während sie sich an unzüch-tigen Geschichten ergötzten.

»Ich vermute, sie fanden es lustig, wenn das kleine Mädchen rot wurde oder sich während dieser schrecklichen Zoten wand«, erinnerte sich Karen leidvoll. »Manchmal musste ich die Witze sogar auswendig lernen und aufsagen, wenn ihre Freunde vorbeikamen. Sie lachten sich alle halb tot, aber ich war unglaublich wütend auf meinen Vater, weil er mich zwang, diese fürchterlichen Sachen zu hören und auszusprechen. Es war widerwärtig!«

Dass ihre Mutter keinen Versuch unternahm, sie vor dem kranken Humor ihres Vaters zu bewahren, verstärkte Karens Wut und Hilflosigkeit noch. Die Inhalte der Witze trugen auch dazu bei, dass die heranwachsende Karen von sich selbst eine niedrige Meinung entwickelte. »Wegen meinem Vater ging ich davon aus, dass Männer Frauen immer nur als Sexobjekt betrachten«, erzählte sie. »Ich wollte nie eine Beziehung haben, weil ich nicht nur von irgendeinem Kerl das ›Loch‹ sein wollte, wie mein Vater Frauen zu nennen pflegte.«

Als Karen 21 Jahre alt wurde, wog sie 90 Kilo. Ihr Vater machte Witze über ihr Gewicht und ihre großen Brüste und Gesäßbacken. »Ich habe meine Verletztheit so gut ich konnte versteckt«, erinnerte sich Karen unter Tränen. »Aber sobald ich konnte, aß ich etwas, um mich besser zu fühlen.«

◉ Deborahs Mutter Anne flirtete für ihr Leben gern. Mit 43 hielt sich Anne immer noch für attraktiv, aber sie suchte auch aktiv nach männlicher Bestätigung, um ihr alterndes Ego aufzuputschen. Als die 15-jährige Deborah anfing, sich mit Jungen zu verabreden, flirtete Anne ungeniert mit den Freunden ihrer Tochter. »Zuerst dachte ich, ich täusche mich«, erinnerte sich Deborah, »doch nach einer Weile merkte ich, wie sich meine Mutter besonders sexy anzog, wenn mein Freund zu mir nach Hause kam. Er meinte sogar einmal: ›Deine Mutter ist aber echt sexy.‹ Ich schämte mich schrecklich! Alle anderen Mütter waren normale Hausfrauen oder gingen arbeiten. Nur meine Mutter hielt sich für Britney Spears oder so jemand.«

Indem sie mit ihrer Tochter auf sexueller Ebene konkurrierte, beging Anne ein doppeltes psychologisches Verbrechen: Sie hatte eine Art »mentaler Affäre« mit dem Freund ihrer Tochter und vermittelte dem Mädchen eine ungute Art der Beziehung unter Frauen. Selbst als Erwachsene hat Deborah noch Schwierigkeiten, anderen Frauen zu trauen.

Deborah verinnerlichte auch das Verhalten ihrer Mutter auf eine Art, die sich negativ auf ihr Selbstbild auswirkte: Sie verglich sich auf negative Art mit Anne und anderen attraktiven Frauen und hielt sich für »weniger«. Deborah misstraute sich selbst – ein Produkt ihrer Gefühle gegenüber ihrer Mutter während des Heranwachsens.

Auch Deborah versuchte, ihren Schmerz durch Essen zu verdrängen. Sie war sich so sicher, dass sie unattraktiv und nicht begehrenswert sei, dass sie nicht einmal versuchte, ihr Aussehen oder ihre Gesundheit durch gesundes Essen und sportliche Betätigung aufrechtzuerhalten. »Nützt ja doch nichts«, war ihr Motto.

⊙ Kristy war ebenfalls durch ihre Mutter psychisch sexuell missbraucht worden. Mit 12 entwickelte Kristy große Brüste wie ihre Mutter und kurz darauf setzte ihre Periode ein. Das nahm ihre Mutter zum Anlass, mit ihr zu »reden«. »Meine Mutter erklärte mir, wie schmutzig und schrecklich Sex sei«, erklärte Kristy. »Sie meinte, die Kerle wären nur an einer Sache interessiert; ich solle ihnen nie nachgeben, bis ich verheiratet sei. Sie redete und redete darüber, was für eine schreckliche Pflicht Sex auch mit dem Ehemann sei.« Als Kristy ihre Mutter bat, ihr einen BH zu kaufen und sich die dunkel behaarten Beine rasieren zu dürfen, reagierte ihre Mutter gewalttätig. »Sie ohrfeigte mich!«, erzählte Kristy. »Sie meinte, nur Nutten hätten rasierte Beine und BHs. Als ich einwand, dass sie doch auch einen BH trage und sich die Beine rasiere, schlug sie mich erneut. Ich habe meine Mutter nie wieder irgendetwas über Sex gefragt.«

Vor diesem Hintergrund war ich nicht überrascht zu hören, dass Kristy mit 16 Mutter geworden war. Ohne Kenntnisse über Verhütung, aber voller Drang, sich gegen ihre Mutter aufzulehnen, hatte Kristy mit ihrem Freund geschlafen, ohne entsprechende Maßnahmen zu ergreifen. Als sie zu mir in die Therapie kam, war sie eine unverheiratete Mutter von drei kleinen Kindern, war verbittert und wütend auf das Leben. Sie lebte in einem Wohnwagen von staatlicher Unterstützung, und ihr einziges Vergnügen war Essen. Im Alter von 30 Jahren wog Kristy nahezu 115 Kilo.

⊙ Jennifers Situation ist leider auch anderswo gängig: Ihr Vater schenkte Jennifers heranreifendem Körper so viel Aufmerksamkeit, dass er sie letztlich psychisch sexuell belästigte. Er machte zum Beispiel ständig Kommentare über ihre wachsenden Brüste.

»Mir grauste davor, zu wissen, dass mich mein Vater ständig beobachtete«, erzählte sie. »Er redete ununterbrochen über meine Brüste. Es war praktisch wie Inzest.«

Während der Pubertät kann die Begleitung durch den Vater in manchen Fällen durchaus gesund und hilfreich sein. Doch die Aufmerksamkeit von Jennifers Vater bewirkte, dass sie ungeheuer gehemmt und befangen wurde. Um ihre Brüste zu verbergen, trug sie weite Pullover und Jacken und wenn einer ihrer Freunde später ihrer Figur zu viel Aufmerksamkeit schenkte, schrie sie ihn an.

Das Ergebnis der sexuell orientierten Aufmerksamkeit ihres Vaters war, dass Jennifer anfing, zwanghaft Diäten zu machen. Sowohl Magersüchtige wie Diätsüchtige fürchten die sexuelle Aufmerksamkeit und hungern, um eine asexuelle oder jungenhafte Figur zu haben. Irgendwann verlieren sie dann so viel Körperfett, dass ihre Brüste und Hüften verschwinden und ihre Menstruation ausbleibt.

Die Rolle des Missbrauchers

Die in den vorigen Fällen beschriebenen Erwachsenen handelten gegenüber ihren Kindern unverantwortlich. Indem sie die Haltung ihrer Kinder über Beziehungen und Sexualität verzerrten, fügten sie ihnen großen Schaden zu und untergruben ihr Selbstvertrauen.

Wahrscheinlich haben die wenigsten ihren Kindern absichtlich geschadet. Die meisten missbrauchenden Eltern, mit denen ich gearbeitet habe, würde man nicht als »böse« bezeichnen. Sie sind vielmehr unbewusst, unaufmerksam und ungeschickt – meistens aufgrund mentaler Störungen oder der Sucht nach Alkohol, Medikamenten oder illegalen Drogen.

Ich werde später noch mehr auf die verborgene Wut eingehen, die oft mit Missbrauch einhergeht; an dieser Stelle will ich nur betonen, dass es Ihnen nicht weiterhelfen wird, Ihre Eltern anzuklagen. Das Schlimmste, was Sie tun könnten, wäre es, Groll zu hegen, zumal diese destruktive Emotion höchstwahrscheinlich zu weiteren Fressattacken führen würde.

Der Schmerz, der hinter Ihrem Übergewicht verborgen ist, soll heilen: In der anfänglichen Phase dieses Prozesses ist es vor allem wichtig, zunächst rein intellektuell die Ursache des Schmerzes zu verstehen.

Doch so weit sind wir noch nicht. Lesen Sie weiter: Sie müssen jeden Schritt Ihrer Heilung so nehmen, wie er kommt.

Unsichtbarer Missbrauch?

Bis zu diesem Punkt in diesem Kapitel haben wir uns auf subtile Formen des Missbrauchs konzentriert. Psychischer sexueller Missbrauch schadet Kindern, ist aber nicht so einfach zu erkennen. Im Gegensatz zu einem konkreten, körperlichen Akt wie Vergewaltigung, Belästigung oder Sodomie ist diese Art von Missbrauch fast unsichtbar. Er verfolgt, ängstigt und verwundet seine Opfer wie ein Gespenst. Ähnlich wie eine Erscheinung ist er nur schwer zu beschreiben, und die Konfrontation ist schwer aufzunehmen.

Der erwachsene Täter leugnet in der Regel vor sich selbst, dass etwas Schlimmes passiert ist. Meistens leidet er unter einem niedrigen Selbstwertgefühl und hat das dringende Bedürfnis, immer recht zu haben. Und wenn sich der Täter (oder die Täterin) sein Fehlverhalten selbst eingesteht, verwundet es sein Selbstwertgefühl noch mehr.

Seine Wahrnehmung ist darüber hinaus oft durch Alkohol oder andere Drogen getrübt. Ein Mann, mit dem ich gearbeitet habe, hatte seine Tochter während eines durch Alkohol verursachten Blackouts belästigt. Er konnte sich an überhaupt nichts erinnern. Er versuchte nicht, sich seiner Verantwortung zu entziehen – im Gegenteil, er war zutiefst bestürzt über das, was geschehen war. Sein Alkoholismus hatte jedoch seine bewusste Erinnerung daran vollkommen ausgeblendet.

Doch zurück zu den weniger greifbaren Formen des Missbrauchs: Sie verstehen sicherlich, wie schwer es manchmal sein kann, sie klar zu fassen zu kriegen. Sie werden oft nicht nur von den Tätern verdrängt, sondern auch von den Opfern. Doch sosehr der Täter seine Tat auch bereuen mag: Das Opfer muss mit dem Schmerz umgehen und ihn irgendwie bewältigen.

Verstehen Sie mich nicht falsch: Ich will sicherlich keinen Missbraucher verteidigen oder seine Tat rechtfertigen. Ich habe in meiner Praxis relativ selten mit Tätern gearbeitet, weil sie meistens zu krank waren. Doch jene, die zu mir kamen, absolvierten Programme zum Alkohol- oder Drogenentzug oder wurden wegen psychischer Störungen therapiert.

Ich meine, dass jene, die einen Missbrauch erfahren haben, sehr viel zu ihrer Heilung beitragen können, wenn sie sich die Motivation und die innere Haltung des Täters anschauen. Im weiteren Verlauf dieses Buches werden Sie merken, wie Ihnen diese gewisse Objektivität helfen kann, Ihre eigenen Emotionen zu erkunden und die Kontrolle über die Wut wiederzugewinnen. Wenn Sie den Missbraucher als einen sehr kranken Menschen mit geringer bewusster Wahrnehmung betrachten, können Sie Ihre Missbrauchsgeschichte leichter in einen Zusammenhang setzen, der Ihnen inneren Frieden ermöglicht und damit die Freiheit schenkt, Ihr Übergewicht loszuwerden.

Sie brauchen dem Täter nicht zu vergeben. Es wäre momentan unrealistisch, das zu erwarten. Aber Sie sollten verstehen, was Ihnen widerfahren ist, um sich vom Schmerz zu befreien – um ganz frei zu sein.

Unangebrachte Berührungen

Eine buchstäblich »greifbare« Form von Missbrauch, die später oft zu übermäßigem Essen führt, sind die »unangemessenen Berührungen«. Obwohl weniger eklatant als Vergewaltigung oder Inzest, kann doch auch diese »gespenstische« Variante sexuellen Missbrauchs das Selbstvertrauen und das Selbstbild eines Kindes ernstlich beschädigen:

Amys Geschichte

Amy war eine sehr gut aussehende, brünette Chemikerin. Sie hatte eine angesehene Forschungsstelle an der Universität, war beruflich sehr erfolgreich und ihre Artikel waren schon in mehreren Fachzeitschriften veröffentlich worden. Doch trotz all dieser Errungenschaften fühlte sich Amy nicht wohl in ihrer Haut und kam deswegen zu mir in Therapie. Als wir uns in ihre Geschichte vertieften, tauchten starke negative Gefühle auf. Zuerst berichtete Amy von ihrer Ambivalenz gegenüber ihrem Körper. Sie trug stets sehr männliche, weit geschnittene Hosenanzüge zur Arbeit, angeblich um professionell zu wirken. Aber in Wahrheit wählte sie unattraktive, zu große Anzüge, um keine männliche sexuelle Aufmerksamkeit zu erregen. Selbst wenn sie private Reisen unternahm, wo keiner ihrer Kollegen sie sehen konnte, trug sie möglichst unauffällige, lockere Kleidung.

Ihre »modische« Auswahl war jedoch nur das offensichtlichste Symptom von Amys verwirrtem Selbstbild. Unter der Oberfläche hatte sie noch viel mehr Probleme. Zunächst war sie schrecklich eifersüchtig auf jede Frau, die sie für attraktiv hielt, vor allem wenn sie noch provokativ angezogen waren. Amy fühlte sich von solchen Frauen so bedroht, dass sie drei Beziehungen beendet hatte, weil sie ihre Partner fälschlich der Untreue bezichtigt hatte. In allen drei Fällen hatte Amys innere Unsicherheit vorher zu heftigsten Auseinandersetzungen geführt.

»Ich hatte immer das Gefühl, meine Partner wären lieber mit einer attraktiveren Frau zusammen«, erinnerte sich Amy. Sie beschrieb ein typisches Beispiel für ihre Eifersucht: Zusammen mit ihrem letzten Partner Ronald, einem Universitätsdozenten, ging sie an einem schönen Herbsttag auf dem Campus spazieren. Alles war perfekt – das Wetter, die Umgebung, das Gespräch –, bis Amy eine kurvenreiche Studentin erspähte, die sich ihnen näherte. Die junge Dame war bei Ronald im Seminar und stellte ihm eine kurze Frage über die Hausaufgabe. Es wurden nur ein paar Sätze ausgetauscht, doch als die Studentin weiter ihres Weges ging, war Amy rot vor Wut. Sie explodierte und beschuldigte Ronald, mit der Studentin geflirtet zu haben und überhaupt unangemessene Beziehungen zu seinen Studentinnen zu unterhalten. Ronald versuchte, sich zu verteidigen, aber Amy wollte nichts hören und lief weg.

»So endeten die meisten meiner Beziehungen«, gestand sie leise. »Ich werde so eifersüchtig, dass es zum großen Knall kommt.«

Wir arbeiteten an Amys widersprüchlichen Gefühlen: Warum konnte sie es sich nicht erlauben, attraktiv zu sein? Sie sprach über ihre Ängste vor Flirts und über die Gefühle, die für sie mit Attraktivität und Unattraktivität verbunden waren.

Bei meiner Arbeit mit Opfern von Missbrauch habe ich diese Ambivalenz gegenüber Weiblichkeit oft erlebt. In unserer Gesellschaft, in der Frauen paradoxerweise zugleich

Madonna und Hure, also tugendhaft, aber eben auch sexy und attraktiv sein sollen, wusste Amy nicht, wohin sie passte. Als Expertin in einem überwiegend männlichen Berufsfeld trug sie männliche Kleidung, um ihre Weiblichkeit zu verbergen, die sie mit Schwäche assoziierte.

Es ist sicher richtig, dass Miniröcke und enge Shirts in manchen Kreisen den professionellen Selbstmord bedeuten, aber es gibt durchaus modische, gut sitzende Kostüme, mit denen man sich den Respekt der Kollegen nicht verscherzt.

Kleidung ist ein Symbol und ein Indikator für Selbstbewusstsein. Frauen, die wie Amy ihren Körper ständig unter weiter Kleidung verstecken, leiden oft unter einer tiefsitzenden Angst vor Weiblichkeit und männlicher sexueller Aufmerksamkeit. Frauen hingegen, die ständig eng anliegende, provokante Sachen wählen, fürchten oft Zurückweisung und sehnen sich nach Aufmerksamkeit. Interessanterweise hat man festgestellt, dass Frauen, die gewohnheitsmäßig abgetragene Unterwäsche anziehen, zur Selbstverachtung neigen – aber das ist ein anderes Thema.

In Amys Fall stammte ihre Angst vor weiblicher Sexualität von einem Ereignis aus ihrer Jugend. Sie spielte die Bedeutung der Situation zunächst herunter: »Ach, das ist doch nur einmal passiert«, und: »Ich nehme das wirklich viel zu wichtig.« Aber sie dachte regelmäßig daran – also bestand kein Zweifel, dass es für sie bedeutsam war.

Folgendes war geschehen: Als Amy 14 Jahre alt war, kam ihr Lieblingsonkel, damals 29 Jahre alt und sehr gut aussehend, zum Abendessen zu Besuch. Amy bewunderte ihn und hatte sich schon den ganzen Tag darauf gefreut, ihn zu sehen. Sie flocht ihre Haare besonders sorgfältig und zog das neue Kleid an, das sie zu Weihnachten bekommen hatte.

Es war aus dunkelgrünem Samt und saß perfekt auf ihren schmalen Hüften und knospenden Brüsten. Sie sah wunderschön aus.

Als Amy in die Küche trat, wo ihr Onkel saß, machte sie großen Eindruck auf ihn. Anerkennend pfiff er durch die Zähne und schwärmte: »Amy, wenn du nicht meine Nichte wärst, würde ich dich sofort um ein Rendezvous bitten.« Amys Herz hüpfte, sie wurde rot. Aus Schüchternheit wusste sie nichts zu sagen.

Ihr Onkel hingegen war weniger scheu. Je mehr Bier er trank, desto unverblümter flirtete er mit Amy. Und dann geschah es. Nach dem Abendessen spülte Amy das Geschirr ab. Ihr Onkel trat zu ihr und stand so nahe bei ihr, dass sie seinen heißen, biergeschwängerten Atem im Nacken spürte. Ihr war unwohl, aber sie bewegte sich nicht vom Fleck. Er legte den Arm um sie. Während er sie auf die Wange küsste, ließ er seine Finger auf eine ihrer Brüste gleiten und drückte sie stark und deutlich mit der ganzen Hand.

Amy ließ das Geschirrtuch fallen und rannte lautlos in ihr Zimmer. Dort riss sie sich das grüne Samtkleid vom Leib und warf es in die hinterste Ecke ihres Schrankes. Als sie es Wochen später fand, warf sie es in den Abfall.

Nach diesem Vorfall wollte Amy nie wieder ein hübsches Kleid tragen. Nach und nach sortierte sie alles aus, was männliche Aufmerksamkeit erregen könnte. In der Therapie half ich Amy anzuerkennen, dass damals für sie etwas Wichtiges vorgefallen war. Bei manchen Jugendlichen wäre die Sache ohne Nachwirkungen geblieben, doch für die empfindsame Amy reichte es aus, um weibliche Attraktivität für lange Zeit mit Angst und Scham zu besetzen. Das Ergebnis war, dass sie sich versagte, ihre weibliche Seite zum Ausdruck zu bringen, und Frauen ablehnte, die dies taten. Für Amy hatte der Vorfall einen großen Einschnitt bedeutet.

Warum ich Amys Fall hier aufgeführt habe? Immerhin hatte sie keine Essstörungen, sondern eher ein gestörtes Bild ihrer selbst, sowohl körperlich als auch emotional. Ich habe ihre Geschichte hier aufgenommen, weil solche Strukturen oft bei Frauen zu finden sind, die zu viel essen. Statt wie Amy viel zu große Kleidung zu tragen, verstecken sie ihre Weiblichkeit hinter Bergen von Extrakilos.

Unangebrachte Berührungen stellen eine gar nicht so subtile Form des Missbrauchs dar und führen oft dazu, dass sich die Betroffenen beschmutzt und beschämt fühlen. Sie beschuldigen sich selbst, sie hätten die unerwünschte Annäherung irgendwie angezogen, und spielen sie hinterher herunter (»Vielleicht habe ich es mir nur eingebildet, dass er mich so berührt hat«, oder: »Vielleicht hat er es gar nicht so gemeint und es ist nur aus Versehen passiert«).

Wie auch immer es umgedeutet wird – das Ergebnis ist das gleiche: Das Opfer der unangebrachten Berührung übernimmt die Verantwortung für etwas, das es nicht verursacht hat, und statt die Wut gegen den Täter zu richten, wendet es sie gegen sich selbst.

Im zweiten Teil dieses Buches werden Sie lernen, wie Sie diese Wut loswerden können.

7

Gewalt in der Familie

»Wahrer Mut ist wie ein Papierdrachen:
Gegenwind lässt ihn immer höher steigen.«
JOHN PETIT-SENN

Inzest. Allein das Wort lässt einen erschauern. Die Vorstellung ist entsetzlich, dass Erwachsene das Vertrauen von Kindern missbrauchen, und erst recht, wenn das Kind mit dem Erwachsenen verwandt ist. Und doch ist Inzest in seinen vielen Formen weiter verbreitet, als wir meinen. Väter, Stiefväter, Onkel, Brüder – und selbst Mütter, Tanten und Schwestern – werden bei dieser schrecklichen Art von Missbrauch zu Tätern.
Wissenschaftliche Studien und meine eigenen klinischen Erfahrungen haben gezeigt, welch weitreichende emotionale und psychische Veränderungen dabei in Kindern angerichtet werden. Im Zentrum des Schmerzes der Betroffenen stehen dabei oft Schuldgefühle und Selbstanklagen.

Joannes Geschichte

Als Joanne erstmals in meiner Praxis erschien, war sie bereits »durchtherapiert«. Sie hatte vier bis fünf Therapien hinter sich und war in mehreren psychiatrischen Kliniken gewesen. Joanne hatte ihre Geschichte schon so oft erzählt, dass sie sie ohne jede Emotion wiedergab.

Sie erzählte mir, der Bruder ihres Vaters habe jeden Sommer die Ferien mit ihrer Familie verbracht. Sie war 6 Jahre alt, als der damals 20-Jährige sie zu »verführen« begann: Zuerst ließ er sie einfach bei sich auf dem Schoß sitzen. Dann ging er mit ihr in ihr Schlafzimmer und massierte ihr lange und angenehm den Rücken. Als Älteste von vier Geschwistern genoss Joanne die Aufmerksamkeit, mit der ihr Onkel sie überschüttete. Sie war sogar ein bisschen verknallt in ihn.

Eines Tages, als ihr Onkel ihr den Rücken massierte, forderte er sie auf, sich ganz auszuziehen, damit er ihr »eine ganz besondere Massage« geben könne. Joanne ließ sich freudig darauf ein. Das war der Punkt, an dem er anfing, ihre Genitalien zu erkunden. Den nächsten Teil der Geschichte erzählte Joanne nur zögerlich – ihre Gefühle verwirrten sie: Die Aufmerksamkeit war Joanne emotional angenehm. Kein Erwachsener hatte ihr je so viel Zeit gewidmet. Auch waren die Rückenmassagen körperlich sehr wohltuend gewesen. Sie hatte sich ihrem Onkel emotional geöffnet und vertraute ihm völlig. Doch dann missbrauchte er ihr Vertrauen, indem er ihre Genitalien berührte. Joanne ignorierte ihre natürliche Panik und ihren Schrecken und achtete nur auf die angenehmen Gefühle, die seine Finger hervorriefen. Ihr Magen krampfte sich zusammen, weil sie wusste, dass es nicht richtig war, was hier geschah, und doch erregte es Lustgefühle in ihr. Ihr Onkel versicherte ihr dabei immer wieder, dass er sie lieb habe und dass sie seine ganz besondere Prinzessin sei.

Der Inzest steigerte sich von Sommer zu Sommer. Als sie 11 Jahre alt war, hatten Joanne und ihr Onkel regelmäßig

Geschlechtsverkehr. Sie wurde immer verwirrter. Einerseits war ihr die Aufmerksamkeit ihres Onkels ungeheuer wichtig und zum größten Teil war es ihr auch körperlich angenehm. Aber die Geheimnistuerei um ihre Beziehung und die wiederholten eindringlichen Warnungen ihres Onkels, niemandem etwas zu sagen, erinnerten Joanne immer wieder daran, dass das, was sie taten, sehr, sehr falsch war.

Joanne fühlte sich von ihrer Familie zunehmend entfremdet und begann, heimlich zu essen. Da sie sich niemandem anvertrauen konnte, suchte sie Trost im Essen. Sie nahm so viel zu, dass ihr Onkel sie im Sommer ihres 13. Lebensjahrs »zu dick« fand und die Beziehung beendete. Durch die Zurückweisung steigerten sich Joannes heimliche Fressattacken noch mehr.

Die inzestuöse Beziehung hatte Joannes Selbstbild offensichtlich tief geprägt, und doch erzählte sie mir diese Geschichte, als würde sie von einem Einkaufsbummel berichten. Wie gesagt, diese Reaktion ist bei Opfern von Missbrauch häufig zu beobachten. Sie haben sich an den »Dorn in ihrer Pfote« gewöhnt und betrachten ihn als etwas Normales.

Schuldgefühle und Selbstanklagen

Tief in ihrem Inneren war Joanne überzeugt, zu dem Inzest beigetragen zu haben. »Ich hätte es beenden können, wenn ich gewollt hätte«, meinte sie immer wieder. »Aber ich habe es nicht beendet, weil es ein Teil von mir genoss. Also war es wohl mein Fehler. Ich kann meinem Onkel nicht die Schuld dafür geben.«

Ähnliche Sätze habe ich von zahllosen Inzestopfern gehört.

Sie sagen: »Es war meine Schuld, weil …
… ich nicht Nein gesagt habe;
… ich mich verführerisch verhalten habe;
… ich es genoss;
… ich niemandem davon erzählt habe;
… wir doch eine besondere Beziehung hatten.«

Als Erwachsene sind wir für unser Handeln verantwortlich. Aber sind Kinder auch für ihren Umgang mit uns verantwortlich? Ist bei der Interaktion von Erwachsenen und Kindern nicht vielmehr der um einiges Ältere verantwortlich? Schließlich steuert er das Tempo, die Tonart und die Atmosphäre einer Situation. Er hat die Macht, das Kind im Prinzip zu allem zu zwingen oder zu manipulieren. Und er kann es so aussehen lassen, als wäre das Kind damit einverstanden.

Durch die grundlegende menschliche Reaktion auf sexuelle Erregung werden bei vielen Opfern von Inzest, Belästigung und Vergewaltigung enorme Schuldgefühle und Selbstanklagen hervorgerufen. Wenn jemand unsere Genitalien berührt, entsteht oft rein physiologisch eine Erregung. Unser Atem wird flacher und schneller, unser Puls beschleunigt sich, die Wände der Vagina werden dicker und wir sondern Sekret ab. Und im Bereich der Klitoris können angenehme Empfindungen ausgelöst werden. Diese Empfindungen gehören zu den körperlichen Tatsachen des Lebens, doch bei Menschen, die sexuell traumatisiert wurden, bewirken sie tiefe Schuldgefühle. »Ich habe mich erregt gefühlt, also hatte ich wohl einen Anteil daran, dass es so weit gekommen ist«, lautet ihre irrationale Logik. Doch in Wirklichkeit waren sie in keiner Weise einverstanden gewesen.

Vielleicht hilft es, wenn Sie sich eine Art Wasserleitung vorstellen, die vom Scheitel oder höchsten Punkt Ihres Kopfes hinunter bis zu Ihren Zehen verläuft. Durch diese Leitung fließen unsere menschlichen Emotionen. Normalerweise löst eine Emotion eine bestimmte Energie aus und verströmt sich dann, als würde sie unten aus der Leitung austreten.

Und jetzt stellen Sie sich vor, diese Leitung ist verstopft: Die Emotionen stauen sich zurück, wie wenn der Abfluss im Bad verstopft ist. Genauso ist es, wenn Schuldgefühle und Selbstanklagen auftreten: Sie wirken in unserer emotionalen Leitung wie Blockaden, hinter denen sich starke Emotionen stauen.

Die Opfer von Inzest beschuldigen sich selbst. Sie isolieren sich auch und sprechen nur sehr selten, wenn überhaupt, über das Geschehene. Wenn sie darüber reden, distanzieren sie sich von den damit zusammenhängenden Emotionen, genauso wie damals, als das Trauma entstand. Während einer inzestuösen Erfahrung blenden Kinder ihre Gefühle der Scham und des Entsetzens oft aus. Wenn sie sich später an die Vorfälle erinnern, lassen sie diese Gefühle meistens auch nicht an ihr innerstes Selbst heran.

Die Opfer von Inzest fühlen sich oft »anders« als Gleichaltrige. Sie kommen sich beschädigt vor, als wäre bei ihnen etwas schwerwiegend falsch. Und sie vermuten, dass das auch andere merken, selbst Fremde. Sie erwarten, abgelehnt, nicht gemocht und schlecht behandelt zu werden. Sie kennen keine vertrauensvollen, intimen Beziehungen, in denen sie sich ungeschützt zeigen können.

So viel Einsamkeit, Isolation, Selbstekel. Die Betroffene kann sich auf ihre Funktionen als Erwachsene einzig und allein konzentrieren, indem sie alle mit dem Trauma verbundenen Erinnerungen und Gefühle wegschließt. Hier liegt einer der Hauptgründe, weshalb diese Menschen zu viel essen. Essen betäubt und sorgt dafür, dass die Erinnerungen und Emotionen nicht auftauchen. Es sorgt in der durch die Isolation entstehenden Langeweile auch für eine gewisse Ablenkung und vermittelt ein Gefühl der »Erfülltheit« als Ausgleich für das Vakuum, das sie in ihrer Seele empfinden.

Falls Sie schon manchmal akuten, starken emotionalen Schmerz erlebt haben, dann wissen Sie wahrscheinlich auch, dass Essen einen schnellen Trost bietet. Wenn der Schmerz groß ist, wird es einem egal, ob man dadurch zunimmt oder nicht. Man gibt auf. Sie wollen sich jetzt besser fühlen und Sie wissen, was Ihnen da helfen könnte: Nahrung. Und sobald das befriedigende Gefühl nach dem Essen nachlässt, essen sie weiter.

Essen hilft vergessen

Durch Essen fühlen Sie sich nicht nur ruhiger und weniger emotional; es hilft auch, beunruhigende Gedanken und Erinnerungen zu verdrängen. Wie zum Beispiel bei Cheryl:

Cheryls Geschichte
Als Cheryl in die psychiatrische Klinik kam, litt sie unter Depressionen und konnte nicht abnehmen. Ich arbeitete intensiv mit ihr, um die Hintergründe aufzudecken.

Sie war eine intelligente, hoch gebildete Frau, und es war vollkommen klar, woher die zusätzlichen 25 Kilo kamen, die sie mit sich herumtrug: von dem Karton Cola, den sie täglich konsumierte. Sie hatte praktisch immer eine Cola-

Dose in der Hand und nippte ständig daran. Wozu dient ihr das Cola?, fragte ich mich.

Cheryl hatte schon jahrelange Therapien hinter sich, Dutzende von Selbsthilfebüchern gelesen und im College verschiedenste Psychologiekurse absolviert. Und sie hatte eine Heidenangst davor, an den Schmerz heranzugeraten, den sie dicht unter der Oberfläche spürte. Ihre Abwehr gegen irgendwelche vermeidbaren Qualen war sehr ausgeprägt. Als sie erzählte, ihre Kindheitserinnerungen begännen erst im Alter von 12 Jahren, wusste ich, dass sie irgendwelche schrecklichen Erinnerungen unterdrückte. Eine selektive Amnesie wird vom Betroffenen nicht bewusst erzeugt, sondern dient als Überlebensmechanismus, der einen überwältigenden Schmerz zu vermeiden sucht.

Wir beschlossen, per Hypnose zu probieren, zu Cheryls verborgenen Erinnerungen Zugang zu finden. In der ersten Sitzung bat ich Cheryl, mir das Haus zu beschreiben, in dem sie aufgewachsen war. Sie konnte alles detailliert berichten, doch als ich sie bat, mir von ihrem Zimmer zu erzählen, brach der Informationsfluss ab. Ein weiterer Hinweis: Sie konnte sich nicht an ihr Zimmer erinnern.

In der zweiten Sitzung gewannen wir ein paar Details über ihr Zimmer. Sie erinnerte sich, an einem Sommermorgen aufzuwachen und Licht durchs Fenster hereindringen zu sehen. Nun hatten wir einen »Anker«, einen Ausgangspunkt, um die Erinnerung zurückzuholen.

Ich vermutete, dass die Colas Cheryl halfen, ihre Erinnerungen und Gefühle zu unterdrücken, also verabredeten wir, dass sie ein paar Tage lang alle derartigen Getränke weglassen würde. Die Klinikumgebung half ihr, bei diesem Entschluss zu bleiben.

Körperliche Erinnerungen an Missbrauch

Als wir uns zur nächsten Sitzung trafen, hatte Cheryl zwei Tage lang kein Cola getrunken, und plötzlich stiegen die Erinnerungen empor. Wie erwähnt, gibt es heutzutage viele Kontroversen, dass Therapeuten ihren Klientinnen »Ideen eingeben« würden, vor allem wenn es um unterdrückte Erinnerungen an Missbrauch geht. Ich habe übereifrige und unerfahrene Therapeuten erlebt, die Klientinnen ermutigten, sich an Ereignisse zu »erinnern«, die vermutlich nie stattfanden. Mir sind sogar mindestens zwei Klienten begegnet, die fälschlich mit »multipler Persönlichkeitsstörung« diagnostiziert wurden.

Cheryls Geschichte war jedoch definitiv ihre eigene. Sie floss ohne jegliche Einwirkung meinerseits aus ihr heraus. Ich nahm die Rolle der »neutralen Therapeutin« ein, die ohne Anzeichen von Zustimmung oder Ablehnung zuhört. Damit neigt die Klientin weniger dazu, etwas zu sagen, was sie meint, dass der Therapeut hören will. Da Esssüchtige meist außergewöhnlich empfindsam dafür sind, wie andere Menschen auf sie reagieren, ist es bei ihnen besonders wichtig, warmherzig, aber neutral zu bleiben.

Cheryl erinnerte sich, wie ihr Vater eines Abends zu ihr ins Zimmer kam, während ihre Mutter bei der Arbeit war. Er war betrunken, seine blutunterlaufenen Augen hatten einen glasigen Ausdruck. Er verschwendete keine Zeit: Er zog seinen erigierten Penis hervor und zwang das Mädchen, ihn in den Mund zu nehmen. Er ejakulierte praktisch sofort und verließ dann das Zimmer, während Cheryl den Samen auf ihr Kopfkissen erbrach.

Sie war völlig verstört und zu erschreckt, um irgendjemandem von dem grauenhaften Geschehen zu erzählen. Sie war ein Einzelkind, es gab keine weiteren Verwandten. Cheryl hatte niemanden, an den sie sich wenden konnte. Es geschah nicht wieder und ihr Vater erwähnte es nie. Er starb, als Cheryl 45 Jahre alt war, und keiner von beiden hat je ein Wort darüber geäußert, was an jenem Abend passiert war. Cheryl vermutete, er sei möglicherweise so betrunken gewesen, dass er sich an nichts erinnerte.

Ich nahm an, dass Cheryls zwanghafter Limonadekonsum eine Reaktion auf diese Erfahrung war. Sobald sie solche Getränke auf meine Anweisung hin wegließ, tauchte die Erinnerung auf. Der erste Eindruck, der in ihr Bewusstsein trat, war das Stechen der Schamhaare ihres Vaters, die er gegen ihr Gesicht gepresst hatte. In den ersten Hypnosesitzungen rief sie immer wieder: »Das tut weh, das tut weh!«, also forschten wir nach. Sobald ihr bewusst wurde, was diesen Schmerz verursachte, begann sie zu weinen.

Im Lauf der folgenden zwei Sitzungen konnte Cheryl sich dann erlauben, sich auch an den Rest der Geschichte zu erinnern. Es wurde deutlich, dass die Colas geholfen hatten, die körperlichen Erinnerungen an das Ereignis – das Stechen der Schamhaare, der Geruch des Schweißes und der Geschmack des Samens – zu unterdrücken. Der Geschmack und die Kohlensäure überdeckten die Erinnerungen, derer sie sich auf einer tieferen Ebene bewusst war.

Es ist eher die Regel als die Ausnahme, dass der Körper noch lange nach einem Trauma die damit verbundenen Körperempfindungen speichert. Inzestopfer, die eine vaginale Penetration erlitten haben, leiden oft unter gynäkologischen Problemen. Ich habe mit zwei Missbrauchsopfer gearbeitet, die zum Analsex gezwungen worden waren und später unter Dickdarm-Problemen litten. Der Körper schreit um Hilfe; er fleht darum, dass die Erinnerung auftauchen und der Schmerz sich lösen darf.

Als Cheryl sich endlich erinnerte und dann ihren Schmerz auf eine Weise löste, die ich später noch beschreiben werde, brauchte sie kein Cola mehr. Ihr unterbewusstes Bedürfnis, sich den Mund mit diesem Getränk zu »reinigen«, verflüchtigte sich. Und da sie dadurch sehr viel weniger Kalorien konsumierte, nahm sie auch automatisch ab.

»Ich erinnere mich nicht!«

Was soll man tun, wenn man – wie Cheryl – vermutet, sexuell missbraucht worden zu sein, sich aber an nichts Konkretes erinnert? Nun, auf diese Frage gibt es keine allgemein gültige Antwort. Ich kann Ihnen nur verschiedene Optionen darlegen; dann müssen Sie selbst entscheiden, was für Sie der richtige Weg ist.

Zum Thema unterdrückte Erinnerungen an sexuellen Missbrauch gibt es verschiedene Konzepte. Ellen Bass, Koautorin von »Trotz allem – Wege zur Selbstheilung für Frauen, die sexuelle Gewalt erfahren haben« (ein Klassiker zu diesem Thema), gab mir zu verstehen: »Wenn eine Frau meint, sexuell missbraucht worden zu sein, dann ist sie es auch. Punkt, aus.« Bass geht davon aus, dass niemand sich so etwas ausdenkt, wenn es nicht auch geschehen ist.

Andere Therapeuten lehnen diesen Ansatz ab und driften teilweise ins andere Extrem ab. Ein Psychiater sagte einmal zu mir, Erinnerungen an sexuellen Missbrauch seien oft »die Fantasien von Frauen, die gerne Sex mit ihrem Vater hätten – eine Projektion ihrer Wünsche«. Meiner Ansicht nach ist diese unter Freudianern weitverbreitete Haltung gefährlich! Ich verstehe die Theorien zum Ödipus- und Elektra-Komplex und kann sie in gewissem Maß auch akzeptieren (nämlich dass für Kinder die Eltern als das ideale Liebesobjekt erscheinen). Aber ich bin nicht der Ansicht, dass in Bildern von gewaltvollem, schmerzhaftem Sex die Liebe zum Vater zum Ausdruck kommt! Damit wird das Opfer nur noch weiter gedemütigt und gequält. Die Betroffenen leiden schon genug unter Schuldgefühlen; da brauchen sie nicht noch einen Psychiater, der ihnen weismachen will, sie hätten sich alles nur ausgedacht, weil sie eigentlich mit ihrem Vater schlafen wollten.

Meiner Ansicht nach liegt die Wahrheit irgendwo in der Mitte zwischen diesen beiden Positionen. Bei meiner Arbeit mit Missbrauchsopfern ist mir aufgefallen, dass sich jede an ihren Missbrauch erinnerte, wenn die Zeit gekommen und sie dafür bereit war.

Ich habe mit Frauen gearbeitet, die zwischen 40 und 60 Jahre alt waren und ihr bisheriges Leben – mitsamt Ausbildung, Arbeit und Kindererziehung – ohne Erinnerungen an den Missbrauch hinter sich gebracht haben. Dann kam ein Punkt in ihrem Leben, wo eine Ahnung auftauchte, ein vages Bild vom Vater, der sie festhielt, oder vom nackten Körper des Bruders. Irgendein minimaler Eindruck, der mit starken Gefühlen von Angst oder Wut verbunden war und den Weg frei machte für den Rest. Ein paar Wochen lang wurden sie von verstörenden Erinnerungen und überwältigenden Gefühlen umgetrieben, bis sich alles zeigte. Jetzt waren sie bereit, sich zu erinnern.

Ich bin davon überzeugt, dass sich die Lebensqualität der Betroffenen radikal verbessert, nachdem sich die Erinnerung zeigen durfte und die Emotionen aufgearbeitet wurden. Viele Klientinnen mittleren und höheren Alters, mit denen ich gearbeitet habe, bereuten, dass sie nicht schon früher im Leben eine Therapie begonnen hatten. Hätten Sie schon Jahre zuvor an ihren Missbrauchsthemen gearbeitet, wäre ihr Leben wahrscheinlich leichter, glücklicher und freier verlaufen. Sie hätten weniger Probleme mit ihrem Gewicht und der Esssucht gehabt, vielleicht wären diese Störungen gar nicht erst aufgetaucht.

Doch genauso wie man eine Rosenknospe nicht zwingen kann, sich vor der Zeit zu entfalten, halte ich es auch nicht für klug, jemanden zur Erinnerung zwingen, bevor er in seiner Entwicklung an den richtigen Punkt gelangt ist. Wenn der Leidensdruck groß genug und nicht mehr aus eigener Kraft zu bewältigen ist, wird die Betroffene in die Therapie kommen.

Schmerz ist ein Geschenk, das uns zwingt, gut für uns selbst zu sorgen. Das ist meine feste Überzeugung. Eine Frau, die eine missbräuchliche Situation durchlebt hat, neigt oft dazu, sich auf die Bedürfnisse der anderen zu konzentrieren. Sie achtet nur auf sich selbst, wenn ihr Körper sie durch emotionalen oder physischen Schmerz dazu zwingt.

Der Körper ist also eine Art von Uhr. Durch selektive Amnesie sind von Missbrauch Betroffene zum Glück in der Lage, eine gewisse Funktionstüchtigkeit und den Anschein innerer Ruhe zu finden, doch ihre innere Uhr weiß, wann es Zeit ist, sich zu erinnern. Das ist auch gut so, denn eine unterdrückte Erinnerung ist wie ein schlafender Vulkan, dessen Lava der Wut unter der Oberfläche brodelt.

Diese Aktivität unter der Oberfläche erzeugt ein Paradox: Eine Insel mit einem schlafenden Vulkan kann wie ein

Paradies wirken – aber das ist eine Illusion, weil sich immer mehr Spannung aufbaut, die unausweichlich zu einer Explosion führt. Ofper eines Missbrauchs, die mit unterdrückten Erinnerungen leben, schweben in derselben Unsicherheit: Nach außen mögen sie ein glückliches, erfülltes Leben führen, aber unter der Oberfläche lauert immer etwas Bedrohliches und ihre Seele hungert nach Freiheit und Leichtigkeit – und Essen.

Hilfreiche Hinweise

Falls Sie vermuten, dass Sie sexuell missbraucht wurden, aber sich nicht hundertprozentig sicher sind, kann etwas Detektivarbeit angemessen sein. Detektive lösen ihre Fälle durch Schlussfolgerungen. Das bedeutet, dass man aus vielen Hinweisen und Informationen die wichtigsten herausfiltert. Sie können das Gleiche tun.

Um Ihnen bei Ihrer detektivischen Aufgabe zu helfen, habe ich einige Merkmale und Verhaltensweisen aufgelistet, die bei Opfern sexuellen Missbrauchs häufig auftreten. Doch Vorsicht bitte: Etliche dieser Merkmale können auch durch andere Kindheitstraumata verursacht worden sein! Verwenden Sie diese Liste deshalb nur als allgemeine Informationsgrundlage. Wenn Sie sehr stark vermuten, dass Sie sexuell missbraucht wurden, empfehle ich Ihnen, dem Verdacht mit der Unterstützung eines entsprechend therapeutisch geschulten Experten nachzugehen.

**Häufig anzutreffende Merkmale
bei Opfern von sexuellem Missbrauch**

Essstörungen: Esssucht; Diätsucht; Jo-Jo-Syndrom; Anorexie (Magersucht); Bulimie (Ess-Brech-Sucht)

Chemische Abhängigkeiten: Alkoholmissbrauch; Drogenabhängigkeit; Arzneimittel-Missbrauch

Sexuelle Schwierigkeiten: Promiskuität (sexueller Kontakt mit häufig wechselnden Partnern) oder Vermeidung aller Sexualität; Schmerzen beim Geschlechtsverkehr; Unfähigkeit oder extreme Schwierigkeiten, einen Orgasmus zu erleben

Schlafstörungen: Chronische Albträume; Schlaflosigkeit; übermäßiges Schlafen; Lethargie

Probleme mit der Lebensführung: Unfähigkeit, eine Arbeitsstelle zu behalten; chronische finanzielle oder juristische Probleme; Prostitution; unverantwortliches Verhalten; mangelnde oder übermäßige Selbstorganisation

Beziehungssignale: Extreme Wut auf ein Elternteil oder beide; Unfähigkeit, zu vertrauen; irrationale Angst vor dem Verlassenwerden; unersättliches Bedürfnis nach Bestätigung; Eifersucht; Misstrauen; Geringschätzung gegenüber Männern

Störungen des Körperbilds: Zwanghaftes Sporttreiben; zwanghaftes Wiegen; absolute Abneigung gegen körperliche Betätigungen; wiederholte Inanspruchnahme plastischer

Chirurgie; extremes Bedürfnis, immer perfekt gekleidet zu sein

Soziale Probleme: Allen gefallen und Genüge tun wollen oder vollständige Isolation; extreme Zurückhaltung; großes Kontrollbedürfnis; zwanghafte Verspätung oder Pünktlichkeit; extreme Selbstbezogenheit oder starke Hemmungen; Selbstherrlichkeit, verbunden mit niedrigem Selbstbewusstsein; Schwierigkeiten, zu lachen oder andere Gefühle auszudrücken; übermäßiges Lachen als Abwehrstrategie

Gesundheitliche Signale: Chronische gynäkologische Probleme; Dickdarm- oder Rektum-Beschwerden

Bei vielen dieser Merkmale ist zu beachten, dass sie auf normalen Verhaltensweisen beruhen, aber nun extrem ausgebildet werden. Ich bitte Sie also, in diese Zusammenstellung nicht zu viel hineinzuinterpretieren. Es ist *nicht* wichtig, ob Sie sich als »Opfer von sexuellem Missbrauch« kategorisieren können oder nicht. Äußerst wichtig ist es hingegen, dem Schmerz hinter Ihren Essstörungen auf die Spur zu kommen und ihn loszulassen.

Mit dem Undenkbaren fertig werden

⊙ Eine weitere Klientin von mir, Dolores, fand Zugang zu ihren Inzest-Erinnerungen, nachdem sie ihrer Sucht nach Cheeseburgern und Pommes frites zwei Wochen lang entsagt hatte. Sie nahm gerade an einer Gruppentherapie für Externe teil, als sie plötzlich hysterisch zu weinen und zu schreien anfing, während sie die Augen fest zukniff.

Als sie sich ein wenig beruhigt hatte, erzählte sie der Gruppe von dem schrecklichen Bild, das sie innerlich gesehen hatte: Sie hatte sich daran erinnert, wie ihr Vater mit ihr Analverkehr hatte, als sie noch ein kleines Mädchen war. Dolores wusste, dass ihr Vater ihre Schwester belästigt hatte. Die Schwester machte deswegen seit Jahren eine Therapie. Dolores hatte bislang angenommen, sie selbst sei unbeschadet davongekommen. Tatsächlich hatte sie die schrecklichen Erinnerungen an die Anal-Vergewaltigungen durch ihren Vater jedoch nur verdrängt. Stattdessen hatte Dolores ihre Energie darauf verwendet, ihrer jüngeren Schwester bei ihren Problemen zu helfen. Sie war immer damit beschäftigt, anderen zu helfen – was ihr neben dem übermäßigen Essen dazu diente, ihre Gedanken zu unterdrücken. Sie war zur Gruppentherapie gekommen, weil ein paar ihrer Kolleginnen bei uns erfolgreich abgenommen hatten. »Wenn ich nur 25 Kilo abnehmen könnte, wäre ich glücklich«, behauptete sie im Aufnahmegespräch. Wir diskutierten nie mit Patienten, die solche Behauptungen aufstellten, so häufig es auch vorkam. Wir ließen den Dingen einfach ihren Lauf.

Sicher liegt das Übergewicht bei manchen Menschen an einer genetischen Veranlagung, einer Schilddrüsenunterfunktion oder einem langsamen Stoffwechsel. Merkwürdigerweise ist mir bislang jedoch nie jemand begegnet, bei dem das der Grund war. Sobald sie das Essen oder die Getränke wegließen, die ihnen als Schutzschild dienten, tauchten bei praktisch jeder Klientin, mit der ich arbeitete, verdeckte Erinnerungen oder Emotionen auf.
Manchmal liegen die Erinnerungen bereits an der Ober-fläche. Meine Klientin Terry zum Beispiel erinnerte sich an

jedes Detail des Inzests, den ihr Vater und ihr Onkel ihr angetan hatten. Problematisch war aber, dass sie sich nur intellektuell daran erinnerte, ohne die dazugehörigen Emotionen. Dieses Phänomen ist sehr weit verbreitet.

Opfer eines Inzests beharren oft darauf, dass es »keine große Sache« war. Sie haben das Bedürfnis, sich als we zu betrachten – und das sind sie ja auch. Und um Inzest zu überleben, das heißt den absoluten Vertrauensbruch durch ein Familienmitglied, muss man mit einem der schrecklichsten Traumata umgehen. Inzest zerstört nicht nur das Vertrauen in andere, sondern auch in sich selbst. Die Betroffene schützt sich selbst, wird abwehrend, hart und isoliert sich.

Die Talkshow-Moderatorin Oprah Winfrey hat öffentlich über ihre eigene Inzest-Geschichte gesprochen: Ihr Onkel hatte sie im ländlichen Tennessee sexuell missbraucht. Oprah erinnert sich daran jedoch nur intellektuell, ohne Emotionen, wie ich es oft bei Missbrauchsopfern erlebt habe. Und genau deswegen hat sie nach ihrer erfolgreichen Diät auch ihr ganzes Gewicht wieder zugenommen. Sie hatte den Schmerz noch nicht zu- und losgelassen. Doch darüber später mehr. Jetzt will ich auf Terry zurückkommen.

Terrys Geschichte

Terry wuchs auf dem Land auf, gar nicht so weit entfernt von Oprah Winfreys früherem Zuhause. Mit ihren Eltern und Verwandten lebte sie in der Mitte von Nirgendwo in einem großen Farmhaus. Es gab keine Schule in der Nähe, also wurde Terry daheim unterrichtet.

Sie erinnert sich daran, was geschah, als sie ein kleines Mädchen war: »Mein Onkel nahm mich mit in sein Schlafzimmer und sagte: ›Jetzt ist es Zeit, dass du eine Lady wirst.‹ Er zog mich ganz aus und hatte Sex mit mir. Es tat schrecklich weh, aber er hörte nicht auf. Zwei Tage später tat mein Vater das Gleiche. Mein Onkel und mein Vater hatten regelmäßig Sex mit mir. Meine Mutter und alle wussten davon, und alle akzeptierten es. So war es eben. Mein Großvater hatte Verkehr mit meiner Mutter gehabt und ihre Mutter hatte das Gleiche mit ihrem Vater erlebt. Heute weiß ich, wie krank das ist, aber damals war das bei uns so üblich.«

Wenn Terrys Vater oder Onkel mit ihr Sex haben wollten, sagten sie zu ihr, dass sie ein bisschen »besondere Zeit« mit ihr verbringen wollten, und Terry fügte sich den Männern. Als Terry Jahre später auf eine öffentliche Highschool ging, fragte sie eine Klassenkameradin, ob diese auch »besondere Zeiten« mit ihrem Vater habe. »Na klar«, antwortete die Freundin, »wenn mein Papa und ich zusammen angeln gehen – das ist unsere besondere Zeit.«

Terry stellte fest, dass die anderen Mädchen von der »besonderen Zeit« mit ihren Vätern eine komplett andere Vorstellung hatten als sie und dass die inzestuösen Beziehungen bei ihr daheim alles andere als normal waren.

Terry sah ihren einzigen Ausweg darin, wegzulaufen. Sie wurde eine Art Straßenkind und versuchte, sich mit Betteln durchzuschlagen. Ein paarmal verkaufte sie sich sogar für Sex, nur um genug zu essen zu haben. Als Terry zu uns in die Psychiatrie kam, hatte sie bereits mehrere Selbstmordversuche hinter sich. Sie war der Prototyp des »zähen Luders«. Ihre schwarzen Haare trug sie streichholzkurz, ihre Kleidung war ultramaskulin und ihr Ausdruck immer düster und drohend. Niemand sollte ihr zu nahe kommen. Sie schob alle weg, die ihr helfen wollten, beschimpfte die Schwestern und verfluchte die Therapeuten.

Dieses Verhalten war ein Hinweis darauf, was in ihr vorging, weil jene, die sich am wenigsten liebenswert zeigen, oft am meisten nach Liebe hungern. Terry verdiente auf jeden Fall den Titel »absolut unliebenswert« – und ich wusste, sie brauchte also besonders viel Liebe. Das entsprechend unterrichtete Klinikpersonal überhörte ihre groben Kommentare und überschüttete sie dessen ungeachtet mit Freundlichkeiten. Terry wurde gebeten, ihre Gedanken aufzuschreiben. Zu diesem Zeitpunkt wäre es eine Überforderung gewesen, von ihr zu verlangen, sie solle ihre Gefühle direkt ausdrücken; es hätte sie nur frustriert.

Jeden Abend schüttete Terry mithilfe ihres Tagebuchs ihr Herz aus. Am nächsten Tag bat sie mich dann, es zu lesen. Ich wusste, wonach sie sich sehnte: Sie wollte verstanden werden. Sosehr Terry sich davor fürchtete, Menschen an sich heranzulassen, sosehr sehnte sie sich gleichzeitig nach emotionaler Nähe. Alle Menschen sehnen sich danach. Schließlich ist zwischenmenschlicher Kontakt ein vollkommen normales menschliches Bedürfnis; deshalb gilt Einzelhaft im Gefängnis auch als besondere Strafe. Das Folgende ist einer der Tagebucheinträge, die mir und den anderen Therapeuten zeigten, dass Terry allmählich mit sich selbst in Kontakt kam. Zu diesem Zeitpunkt war sie 37 Jahre alt:

Ich bin ein Kind. Ich weiß das, weil es heißt, dass man aufhört, emotional zu wachsen, wenn der Missbrauch anfängt. Das ergibt für mich einen Sinn. Das erklärt mir, warum ich solche Schwierigkeiten mit emotional reifen Erwachsenen habe und warum ich oft nicht verstehe, was mit ihnen los ist.

Mein Missbrauch begann, als ich höchstens 3 Jahre alt war. Man hat mir erzählt, dass ich schon als Baby aus der Flasche

Whiskey kriegte. Wie kann ich also erwachsen werden? Es sollte möglichst schnell gehen! Also gab ich mir in der Therapie viel Mühe, las alle möglichen Bücher, ging zu allen Veranstaltungen, die mir empfohlen wurden, und habe jeden Tag viel Zeit darauf verwendet, um möglichst schnell zu wachsen.

Doch immer bin ich in Wutanfälle ausgebrochen, wenn ich mich zurückgewiesen fühlte oder mir jemand wehtat. Immer noch fühlte ich mich innerlich leer, trotz der Umarmungen und obwohl ich merke, dass mich die Leute mögen. Immer noch hasste ich mich, auch wenn ich wusste, dass ich eigentlich okay bin. Ich schaffte es einfach nicht, mit meinen Gefühlen klarzukommen.

Aber ... ein bisschen bin ich jetzt doch gewachsen. Ich kann erkennen, dass ich defensiv reagiere und mich nach außen nicht so verhalte, wie ich mich innerlich fühle. Wenn ich zum Beispiel mich selbst nicht mag, dann tue ich so wie ein Kind, das sagt: »Nein, ich will nichts. Geh weg!« Ich merke das nicht immer gleich, weil ich so mit meinen Gedanken und Gefühlen beschäftigt bin und nicht darauf achte, wie andere mich wahrnehmen. Damit fühle ich mich noch schlechter, dann verletze ich mich, isoliere mich und bin noch härter mit mir.

Ich weiß, zum Erwachsenwerden gehört, dass ich für das, was ich tue, die Verantwortung übernehme. Zum Teufel, ich habe mich geschlagen, habe gehungert, gefressen, alle weggeekelt und sogar versucht zu sterben, nur um mich nicht so schlecht zu fühlen, weil ich es so vergeigt habe!

Terry sehnte sich ganz offensichtlich nach menschlichem Kontakt. Gleichzeitig empfand sie sich selbst als sehr anders – und weniger wert – als andere Menschen. Sie wollte akzeptiert werden, aber sie fürchtete sich vor Ablehnung, und da sie es nicht ertragen konnte, noch einmal verletzt zu werden, mied sie alle Situationen, die potenziell schmerzhaft sein konnten. So schwer es war, mit der Einsamkeit zu leben, tat es doch weniger weh, als zurückgewiesen zu werden. Und um diese Gefahr auf jeden Fall zu umgehen, lehnte Terry die anderen zuerst ab. So unsensibel sie nach außen wirkte, so hoch empfindsam war sie innerlich.

In einem anderen Tagebucheintrag berichtete Terry über ihr Ringen mit ihrer Verletzlichkeit:

Ich will nicht zugeben, dass ich Unterstützung brauche, dass ich mit irgendetwas nicht alleine fertig werde. Also sage ich nichts.

Ich motze auch bei Dingen herum, die eigentlich völlig egal sind, führe grobe Reden über Kleinigkeiten, und versuche, mich von der Zuneigung zu distanzieren, die ich für das Klinikpersonal empfinde. Selbst wenn du mich umarmst, laufe ich hinterher weg. Und es fällt mir immer noch schwer, euch alle wissen zu lassen, was ich brauche; also tue ich so, als brauchte ich nichts, selbst wenn ich gefragt werde, und dann kriege ich die Krise, weil ich nicht das bekomme, was ich brauche. Wenn ich dann was sage, ist es schon fast zu spät.

Wenn ich auf mich selbst wütend bin, will ich auf keinen Fall jemanden von euch bei mir haben, weil ihr es nicht verdient, mit jemand so Schlechtem wie mir zusammen zu sein. Ich sehe dann wütend aus, aber ich bin nicht wütend auf euch, sondern auf mich.

Vertrauen in andere, Vertrauen in sich selbst

Ähnlich wie andere Opfer von sexuellem Missbrauch hatte Terry große Probleme mit Vertrauen. Wir Menschen lernen vom Augenblick unserer Geburt an, anderen zu vertrauen. Normalerweise sorgt das Weinen eines Babys dafür, dass sich Vater oder Mutter um seine Bedürfnisse kümmern. So lernt es, dass die Welt auf es reagiert und sich kümmert.

Ein Kind, das sexuell missbraucht wurde, erlebt körperlichen Schmerz – es tut sehr weh, wenn etwas Fremdes in die Vagina oder das Rektum gesteckt wird. Es schreit oder weint. Und es erlebt, dass der Schmerz dann nicht aufhört, sondern eher schlimmer wird.

Wenn der Missbrauch von einem Elternteil ausgeht, wird das Vertrauen des Kindes verletzt. Ich habe auch mit Menschen gearbeitet, die durch andere erwachsene Autoritätspersonen wie Ärzte, Lehrer, Priester oder Babysitter missbraucht wurden und dabei schweren Schaden erlitten. An die Stelle des Vertrauens tritt dann zumeist die Angst. Das Kind hat einem Erwachsenen vertraut, dass er es gut behandeln würde, doch das Vertrauen wurde gebrochen. Darüber hinaus fragt es sich instinktiv, warum Mama und Papa es nicht beschützt haben.

Es gibt nicht genug Schokoladenkuchen auf der Welt …

Die meisten Opfer von sexuellem Missbrauch in der frühen Kindheit, mit denen ich gearbeitet habe, berichten von so etwas wie einem »großen, leeren Loch« in der Mitte ihres Wesens. Sie fühlen sich leer und unvollständig und sehnen sich danach, diese Leere loszuwerden, genauso wie den Selbstzweifel, die Angst und die Wut. Viele wissen keinen anderen Weg, als zu versuchen, das Vakuum mit fetten, stärkehaltigen Nahrungsmitteln zu stopfen. Bei anderen treten andere Varianten des Zwangsverhaltens wie Shoppen, Trinken oder Beziehungssucht an die Stelle der Essstörungen. Aber nichts – nichts – kann den Abgrund je füllen. Es gibt nicht genug Schokoladenkuchen auf der Welt, um den Schmerz dieser Leere zu stillen. Egal wie viel die Betroffene essen mag: Es bewahrt sie nicht vor dem Echo der Leere in ihr.

Ich habe nie den Satz aus dem Stück »Les Miserables« von Victor Hugo vergessen: »Es gibt einen Kummer, der unaussprechlich ist. Es gibt einen Schmerz, der bleibt und bleibt.« Auch der emotionale Schmerz von Opfern eines Missbrauchs kann nicht in Worten ausgedrückt werden. Er nagt an ihnen, ständig und intensiv; sie haben sich fast daran gewöhnt, damit zu leben. Doch Lebewesen streben instinktiv danach, dem Schmerz zu entrinnen. Ein in die Falle geratenes Tier beißt sich die Pfote ab, um zu entkommen. Ofper eines Missbrauchs, die zwanghaft zu viel essen, tun das Gleiche.

Wenn Ihre Essstörungen emotional bedingt sind, weist dies eindringlich auf eine schier unendlicher Leere und Hunger hin. Sie können essen, so viel Sie wollen – Sie fühlen sich nie wirklich gesättigt. Sie gieren immer nach mehr Essen, mehr Beruhigung, mehr Trost, mehr Liebe. Essen lindert vorübergehend das hohle Gefühl in Ihnen, aber nicht für lange. Essen scheint Sie zu hypnotisieren, und sobald die Trance bricht, brauchen Sie mehr Nahrung, um die Verdrängung aufrechtzuerhalten.

Doch es gibt einen Ausweg aus diesem Irrgarten. Ich verspreche es Ihnen.

8

Sexuelle Traumata bei Jugendlichen und Erwachsenen

»Nichts im Leben muss gefürchtet werden.
Es muss nur verstanden werden.«

MADAME CURIE

Kinder sind durch ihre vertrauensvolle, unbefangene Art und ihre körperliche Schwäche missbräuchlichen Situationen besonders wehrlos ausgeliefert, doch auch Jugendliche und Erwachsene werden psychisch und körperlich missbraucht.

Eine Beziehung oder Ehe mit dem falschen Mann stellt einer der primären Faktoren dar, die Missbrauch in das Leben einer Frau bringen können – wie ich es selbst erlebt habe. Viele Frauen lassen sich auf einen Mann ein, der auf den ersten Blick wie der Ausbund des Märchenprinzen wirkt. Erst eine ganze Weile später entdecken sie seine dunkle, gewalttätige Seite. Eine Frau, die das Glück hatte, in einer liebevollen, fürsorglichen Familie ohne Missbrauch aufzuwachsen, wird erkennen, dass so ein Mann krank ist und professionelle Hilfe benötigt. Sie wird entweder darauf bestehen, dass er sich einen Therapeuten sucht, oder ihn verlassen. Nur eine Frau, die mit der Idee aufwuchs, Missbrauch sei normal, wird versuchen, die Beziehung mit einem übel gelaunten, übergriffigen Mann fortzuführen oder ihn zu ändern.

Trotzdem bleiben viele Frauen ungeachtet des Missbrauchs bei ihren Männern. Ich empfehle Scheidung wirklich nur als letzte Lösung, und doch haben viele meiner Klientinnen die Trennung als den einzigen Weg erkannt, ihre Leiden zu beenden. Natürlich bringen Scheidungen oder das Ende einer Beziehung ihre eigenen Probleme mit sich, weshalb viele Frauen weiterhin im Übermaß essen. Wenn sie in eine leidvolle Situation hineingeboren wurden, tragen sie das Leiden in sich. Eine Scheidung bewirkt nicht automatisch Friede, Freude, Sonnenschein. Nichtsdestotrotz habe ich bei etlichen Frauen nach ihrer Loslösung aus unglücklichen Ehen viele positive Veränderungen erlebt.

»Wenn du mich nur lieben würdest ...«: Missbrauch in fraglichen Liebesbeziehungen

⊙ Die 19 Jahre alte, blauäugige, blonde Schönheit Melody saß heulend in meiner Praxis. Ihr Freund Mark hatte sie gerade zur Therapie hergefahren und auf dem Weg hatten sie sich gestritten.

»Er hat mich als eine ..., eine ...«, sie konnte es kaum aussprechen, »... beschissene Schlampe bezeichnet!« Melody weinte, ihr Gesicht war vor Entsetzen und Wut verzerrt. »So hat mich noch nie jemand genannt!« Sie putzte sich die Nase und wiegte sich in ihrem Sessel hin und her.

Warum fühlen sich junge, schöne Frauen mit besten Anlagen zu Männern wie Mark hingezogen, die sie schlecht behandeln? Unglücklicherweise sind die meisten Jugendlichen, mit denen ich gearbeitet habe, Melody sehr ähnlich: Sie leiden unter einem niedrigen Selbstwertgefühl und hoffen, dass ein »cooler« Freund ihnen zu Liebe, Gemeinschaft und sozialem Status verhilft. Leider rechnen sie meistens nicht mit der Launenhaftigkeit und Gefühllosigkeit dieser »coolen Typen«.

Wie so viele Freunde meiner jungen Klientinnen rauchte auch Mark täglich Marihuana und trank viel Bier. Er spielte den Einfluss dieser Substanzen auf seine Psyche natürlich herunter, schließlich sei es ja kein Kokain und Wodka. Bei meiner Arbeit habe ich jedoch festgestellt, dass Menschen, die zu Suchtverhalten neigen, oft starken Stimmungsschwankungen unterliegen. Wenn er einen Joint raucht, ist der Betroffene vielleicht ruhig oder euphorisch und ein angenehmer Zeitgenosse. Er kann allerdings auch albern, unreif und nervtötend werden. Lässt die Wirkung nach, gebärdet er sich meistens sehr mürrisch und reizbar und seine Freundin muss auf Zehenspitzen gehen, um sich keine Beschimpfungen oder Schlimmeres einzufangen.

Der Haschisch-Süchtige wird jedoch schwören, dass das nicht stimme. »Gib mir einfach noch einen Joint, dann geht es mir wieder gut«, sagt er. Diese verbal und vielleicht auch körperlich misshandelten Mädchen landen dann oft bei uns in der Therapie.

Ich wiederhole also: Was findet ein Mädchen oder eine Frau an einem Mann, der sie respektlos behandelt? Die Antwort lautet natürlich, dass sie entweder damit aufgewachsen ist, diese Art von Behandlung normal zu finden, oder dass sie meint, nichts Besseres verdient zu haben oder finden zu können. Und wahrscheinlich gibt sie noch sich selbst die Schuld für sein Verhalten.

»Wenn ich nur … [abnehmen, besser aussehen, netter sein, ihm oralen Sex geben etc.] könnte, dann würde er mich besser behandeln!«, lautet die Litanei häufig. Sie versucht verzweifelt, seine Stimmungsschwankungen zu mildern. Manchmal, wenn sie meint, etwas gefunden zu haben, das funktioniert (»Ich habe ihm sein Lieblingsessen gekocht und er hat sich beruhigt«), klammert sie sich daran, doch es dauert nicht lange, bis er sich über etwas anderes aufregt und sie wieder nach der Zauberformel sucht, um ihn zu zähmen. Bei meiner Arbeit mit jungen Frauen wie Melody geht es meistens darum, ihr oft bis zum Extrem darniederliegendes Selbstwertgefühl aufzupäppeln. Ich konnte Melody natürlich nicht sagen, dass sie Mark verlassen solle, riet ihr allerdings eindringlich, sich gegen Schwangerschaft und sexuell übertragene Krankheiten zu schützen. Es bricht einem immer wieder das Herz, zu sehen, wie eine Frau in einer instabilen Beziehung schwanger wird und dann meint, sie habe keine andere Wahl, als den Vater des Kindes zu heiraten. Solche Situationen enden meist in einer Scheidung. Leider sind bis dahin oft schon weitere Kinder geboren, um die sie sich dann alleine kümmern muss.

Nachfolgend gebe ich einige schmerzliche Fälle von jungen Frauen wieder, die durch Missbrauch in ihren Beziehungen viele Kilos des Schmerzes zugenommen haben:

◉ Yolanda klagte darüber, dass ihr neuer Freund Bob »nie da« sei. Als ich genauer nachhakte, stellte sich heraus: Bob ging auch mit zwei anderen jungen Frauen aus und schlief mit ihnen. »Er sagt, er liebe uns alle«, erklärte Yolanda, »und er könne sich nicht entscheiden, welche von uns er heiraten will. Also müsse er mit uns allen ausgehen und mit jeder von uns schlafen, um zu wissen, welche er wählen solle.«

Dieses verunsichernde Warten, ob sie die »Gewinnerin« des absurden Wettbewerbs würde, hatte Yolanda dazu getrieben, ständig Chips, Nüsse und Salzgebäck zu knabbern. Innerhalb eines Monats hatte sie 5 Kilo zugenommen – was Bob nicht entgangen war. »Er hat sich beklagt, dass mein Hintern zu dick würde«, gestand Yolanda mit schmerzverzerrtem Gesicht. »Ich weiß, wenn ich zu fett werde, wird sich Bob nicht für mich entscheiden, aber ich kann einfach nicht aufhören zu essen!«

⊙ Lucinda lebte sein drei Jahren mit ihrem Freund Jim zusammen. Kürzlich hatte er sie so heftig ins Gesicht geschlagen, dass sie ihr blaues Auge auch mit viel Make-up nicht überdecken konnte. Unglaublicherweise gab Lucinda sich selbst die Schuld: »Er ärgert sich über mich, weil ich keine Arbeit finde. Er sagt, er habe es satt, die ganze Last auf seinen Schultern zu tragen, und er wollte mir zeigen, unter welchem Druck er steht. Ich weiß, er hätte mich nie geschlagen, wenn ich einen Job hätte.«

Um Jim zu beruhigen, bereitete Lucinda großartige Mahlzeiten und Desserts zu, die sie jedoch oft zum großen Teil selbst aß. Sie stopfte zwanghaft Essen in sich hinein, um ihre Anspannung und Angst nicht zu spüren.

⊙ Der Freund der 16-jährigen Lisa schlug sie nicht mit Fäusten – die Waffe seiner Wahl waren Worte. Der junge Frank war extrem eifersüchtig und beschuldigte Lisa ständig, ihn zu betrügen. Ging Lisa zu einer Freundin, rief er mehrmals an, um zu kontrollieren, ob sie wirklich da sei.

Und hinterher quetschte er sie aus, ob auch andere Männer da waren.

Das führte dazu, dass Lisa ständig fürchtete, Franks eifersüchtigen Zorn auszulösen. Wie viele Frauen meinte Lisa, für Franks Verhalten und Launenhaftigkeit verantwortlich zu sein. Als ich sie fragte, was ihr diese Beziehung denn gebe, meinte sie, Franks Eifersucht sei doch ein Beweis, wie sehr er sie liebe.

Diese vertrackte Beziehung schlug sich direkt in Lisas Gewicht nieder. Sie war fest entschlossen, ihre überflüssigen 7 Kilo wieder loszuwerden, aber sobald sie abnahm und ihre gute Figur wieder sichtbar wurde, wurde Frank vor Misstrauen schier verrückt. »Er ist davon überzeugt, dass ich nur abnehme, um einem anderen Mann zu gefallen«, klagte Lisa.

⦿ Connies Freund Tim versteifte sich auf den ultimativen Missbrauch und manipulativen Akt: Er drohte Connie ständig, sich umzubringen, falls sie sich je von ihm trennte. Jeder Mensch, der emotional derartig erpresst wird, leidet unter enormen Verantwortungs- und Schuldgefühlen. Connie fühlte sich in der Beziehung gefangen. Sie fürchtete, es sich nie verzeihen zu können, falls Tim sich umbrächte, nachdem sie ihn verlassen hatte.

Eines Abends, nachdem Connie versucht hatte, die Beziehung zu beenden, hatte sich Tim in sein Auto eingeschlossen und sich eine Waffe an den Kopf gesetzt. Während Connie hilflos von außen zusehen musste, schrie er von innen: »Ich tu das! Ich erschieße mich! Und das ist alles deine Schuld!« Connie war vor Angst und Entsetzen völlig außer sich. Dieser psychische Druck führte dazu, dass sie sich mit kalorienreichem Essen vollstopfte. Irgendwie fühlte sie sich nicht ganz so schrecklich, wenn sie einen Cheeseburger aß. Nachdem sie 10 Kilo zugenommen hatte, beschloss sie, bei Tim zu bleiben, weil er wenigstens nicht an ihrem Gewicht herummäkelte.

Vergewaltigungen bei einem Rendezvous oder durch Bekanntschaften

Die meisten Frauen entdecken schon als Jugendliche, dass junge Männer extrem an Sex interessiert sind. In den meisten Fällen lernen sie es, sobald sich eine Verabredung ihrem Ende nähert und der Typ seine Hand unter ihre Bluse steckt. In diesem Augenblick muss sie sich mit den Fragen auseinandersetzen, mit denen alle heranwachsenden Frauen früher oder später konfrontiert werden: Wie weit lasse ich ihn gehen? Wenn ich nachgebe – wird er dann noch an mir interessiert sein? Und wenn ich nicht nachgebe – wird er sich dann einfach eine andere suchen, die ihm mehr entgegenkommt?

Für die jungen Männer ist meistens sonnenklar: Ich will Sex, und zwar jetzt!

Das Dilemma der jungen Frauen ist weniger leicht: Sie ist es, von der vielleicht hinterher schlecht geredet wird. Sie ist es, die womöglich schwanger wird. Sie ist es, die möglicherweise verlassen wird, wenn sie Nein sagt.

Sandras Geschichte

Die 16 Jahre alte Sandra hatte ihre erste Verabredung mit Matt, dem gut aussehenden Quarterback der Highschool-Football-Mannschaft. Sie waren im Kino gewesen, und auf dem Heimweg fuhr Matt an eine dunkle Stelle, wo sie wild herumknutschten. Sandra war noch Jungfrau. Sie genoss das Küssen und Schmusen, doch als Matt unter ihren Rock griff, protestierte sie.

»Ach komm, Sandra«, meinte er nur. »Ich will dich so sehr. Sei kein Spielverderber.«

Sandra nahm seine Hand von ihren Beinen, aber Matts Griff wurde immer stärker. Sandra versuchte mit aller Kraft, sich ihm zu entziehen, doch gegen den trainierten Sportler hatte sie keine Chance. Er zog ihr den Rock hoch, hielt sie mit seinem Körpergewicht fest und steckte ihr den Finger in die Vagina.

»Aua!« Sandra schrie, so laut sie konnte. »Hör auf! Das tut weh!«

Da sie immer weiterschrie, ließ Matt sie schließlich wütend los. »Raus hier!«, befahl er und fuhr mit quietschenden Reifen los. Sandra musste allein in der Dunkelheit nach Hause laufen.

Am nächsten Morgen in der Schule wurde Sandra komisch angesehen. Sie merkte, dass sie irgendwie anders behandelt wurde; manche kicherten, wenn sie vorbeiging, andere vermieden es, sie anzusehen. Matt hatte keine Zeit vergeudet und hässliche Gerüchte gestreut. Er hatte behauptet, sie letzte Nacht »rumgekriegt« zu haben, und ließ die Geschichte so klingen, als wäre sie »leicht zu haben«.

In den folgenden Monaten entfremdete sich Sandra immer mehr von ihren Klassenkameraden. Sie ging alleine nach Hause und traf sich am Wochenende mit niemandem. Stattdessen suchte sie Trost im Essen – und nahm innerhalb weniger Monate 7 Kilo zu.

Vergewaltigungen (oder der Versuch) während einer Verabredung (engl.: Date Rape) kommen auch bei erwachsenen Frauen gar nicht so selten vor. Nehmen wir beispielsweise Janices Fall:

⦿ Janice war mit Gus verabredet gewesen. Sie hatte zu viel getrunken und war nicht mehr Herrin ihrer Sinne gewesen, als Gus gegen ihren Willen mit ihr geschlafen hatte. Sie gab sich selbst die Schuld, zu tief ins Glas geschaut zu haben; nichtsdestotrotz entwickelte sie typische Symptome einer Vergewaltigung: Sie wurde depressiv und begann, zu viel zu essen und zu schlafen. Sie zog sich von ihren Freunden zurück, vernachlässigte ihre Körperpflege und ihren Haushalt. Sie entwickelte ein so großes Misstrauen gegenüber Männern, dass sie keinerlei Einladungen mehr annahm – nicht einmal, als der nette Kollege, den sie schon so lange näher kennenlernen wollte, sie zum Kaffee einlud.

Ähnlich wie im oben beschriebenen Fall neigen auch die Opfer von »Date Rape« dazu, sich für etwas schuldig zu fühlen, das ihnen ohne ihre Einwilligung angetan wurde. Auch hier richten viele Frauen ihre Wut auf sich selbst statt auf den Täter – was zu Depressionen und mangelndem Selbstwertgefühl führt.

⦿ Lynne zog gerade aus ihrer Wohnung aus, als ihr Nachbar von gegenüber fragte, ob sie Hilfe brauche. Dankend nahm sie sein Angebot an und bat ihn, eine besonders schwere Kiste in ihr Auto zu bringen. Der Mann kam mit ihr in die Wohnung, schloss die Tür hinter sich zu und vergewaltigte sie.
Weil Lynne annahm, dass man ihr die Schuld geben würde,

»dumm genug zu sein, einen fast Fremden in ihre Wohnung zu lassen«, rief sie nicht die Polizei. Sie litt unter schweren Schuldgefühlen und geißelte sich für ihre »Dummheit«. Zwei Monate später kündigte sie ihren Job und zog zurück zu ihren Eltern. Sie fühlte sich wie ein hilfloses, unfähiges kleines Mädchen und nahm daher auch das Essverhalten ihrer Kindheit wieder an: Sie stürzte sich auf die Hausmannskost und Kuchen ihrer Mutter und trieb keinen Sport mehr, obwohl sie es sich über die Jahre hinweg angewöhnt hatte. Als sie zur Therapie kam, war Lynne davon überzeugt, zu nichts Wertvollem mehr im Leben fähig zu sein.

Der Gipfel des Übergriffs: Vergewaltigung durch einen Fremden

Wird eine Frau zum Geschlechtsverkehr gezwungen, sprechen wir von »Vergewaltigung«. Meistens geschieht dieser Gewaltakt ohne Vorwarnung. Das Opfer wird nicht nur körperlich, sondern auch psychisch verletzt. Die kranke Fantasie des Vergewaltigers beruht oft auf dem Wunsch, eine Frau für etwas zu bestrafen, das mit anderen Frauen zusammenhing, etwa mit seiner Mutter, seiner Exfrau oder einer Freundin. Er mag an einem Punkt angelangt sein, wo er sich nur durch die Demütigung und Macht über sein weibliches Opfer sexuelle Befriedigung verschaffen kann. Das heißt, Vergewaltigung hat wenig mit Sex zu tun, jedoch ganz viel mit Macht.

Neben der eigentlichen Vergewaltigung wird das Opfer manchmal noch verbal angegriffen oder gezwungen, so entsetzliche Dinge zu tun wie Exkremente zu essen. Vielleicht droht der Täter auch, die Frau zu töten, wenn sie sich nicht seinem Willen fügt. Sie ist also nicht nur einer furchtbar erniedrigenden, albtraumhaften Erfahrung ausgesetzt, sondern erleidet darüber hinaus Todesangst.

Vergewaltiger verwenden oft Waffen wie Messer oder Hammer, die ihren Opfern bleibenden Schaden zufügen. Einer Frau, mit der ich gearbeitet habe, wurde der Schädel zertrümmert, sodass sie viele Operationen über sich ergehen lassen musste. Einer anderen Frau wurden bei einer Gruppenvergewaltigung die Haare abgeschnitten. Das Opfer ist entsetzt. Es möchte nur verschwinden.

Die bei Vergewaltigungen oft auftretenden posttraumatischen Belastungsstörungen umfassen eine Reihe von Symptomen, darunter:

- Schlafstörungen, Schlaflosigkeit, übermäßiges Schlafen, nächtliches Aufschrecken, Schweißausbrüche und wiederkehrende Albträume
- Schreckhaftigkeit, Verunsicherung, Platzangst
- Alkohol-, Drogen- oder Esssucht
- Sexuelle Störungen: von völligem Mangel an sexuellem Interesse bis zu extremer Promiskuität
- Beziehungsprobleme, Reizbarkeit, Streitsucht, extrem abwehrendes oder geheimniskrämerisches Verhalten, starke Stimmungsschwankungen
- Unwillkürliches Nacherleben der Erfahrung

Angesichts der vielen Probleme, unter denen Opfer einer Vergewaltigung leiden, hilft ihnen oft die Behandlung durch erfahrene Therapeuten, mit deren Hilfe sie erkennen, dass ein Großteil ihrer Erfahrung mit zwei Themen zu tun hat:

1. Sie leiden unter dem Gefühl, keine Kontrolle über die eigene Sicherheit mehr zu haben.

2. Sie klagen sich selbst an: Dies ist letztlich der Versuch, eine gewisse Kontrolle zurückzuerlangen. Mit Gedanken wie »Wenn ich nur nicht diese Straße entlanggegangen wäre« und dergleichen versucht sich das Opfer zu vergewissern, dass sie von nun an sicher sein wird, sofern sie sich nur richtig verhält.

Vor einigen Jahren wurde in einer Studie festgestellt, dass von 51 Vergewaltigungsopfern 70 Prozent Symptome für posttraumatische Belastungsstörungen aufwiesen, das heißt, dass sie für Angststörungen und Depressionen besonders anfällig waren. (I.T. Bownes, 1990)
Einige Frauen, die eine Vergewaltigung erlebt hatten und mit denen ich arbeitete, fühlten sich auch wegen ihrer vaginalen Reaktion auf die Penetration schuldig. Genauso wie die Inzest-Opfer geißelten sie sich insgeheim für diese normale Körperreaktion. Sie lernten in der Therapie, ihre Körperreaktionen auf den Inzest oder die Vergewaltigung anders zu verstehen: Das Feuchtwerden der Vagina heißt nicht, dass sie den Akt tatsächlich genossen haben; es ist stattdessen ein unwillkürlicher Reflex auf jede Art von Stimulation, das heißt, es entzieht sich jeder bewussten Kontrolle. Die Opfer lernen, sich mehr auf wesentlichere Aspekte der Erfahrung zu konzentrieren: auf den körperlichen Schmerz, auf die Missachtung ihrer Selbstbestimmung und dergleichen. Sie haben um diese Erfahrung nicht gebeten und sie nicht verursacht, also dürfen sie auch aufhören, sich dafür zu beschuldigen.

Die Scham, die diese Menschen fühlen, gehört zu den »FATS-Gefühlen« (siehe 1. Kapitel) – Angst, Wut, Anspannung und Scham –, die oft zu übermäßigem Essen führen. Beim Weiterlesen werden Sie in Ihrer Heilung fortschreiten; deswegen will ich es hier noch einmal betonen: Ein wesentlicher Bestandteil des Heilungsprozesses besteht darin, von Scham und Selbstanklage zur Vergebung zu gelangen. Sobald Sie Angst, Wut, Anspannung und Scham in Vergebung, Akzeptanz und Selbstvertrauen verwandelt haben, können Sie die ganze Sache – den Schmerz und die Pfunde – hinter sich lassen.

Teil II

Das (Über-)Gewicht Ihres Schmerzes loslassen

9

Sich an den Schmerz erinnern und ihn lösen

»Mut bedeutet Widerstand gegen Angst,
Beherrschung von Angst – nicht Abwesenheit von Angst.«
MARK TWAIN

Sie haben jetzt von vielen verschiedenen Menschentypen gehört, die aufgrund traumatischer Erfahrungen Pfunde des Schmerzes angesetzt haben. Möglicherweise haben Sie sich in einigen davon wiedererkannt; vielleicht haben auch nur ein oder zwei Geschichten in Ihnen eine Resonanz ausgelöst. Ich habe bislang hier und da einen therapeutischen Rat eingestreut, aber wahrscheinlich haben Sie immer noch den Eindruck, dass Ihr Schmerz und Ihre überflüssigen Pfunde nicht weichen wollen.

In diesem und den folgenden Kapiteln möchte ich Ihnen helfen, die grundlegenden Schritte zu unternehmen, um sich ganz von Ihrem Schmerz zu befreien, damit Sie keinen Bedarf mehr für Ihre überflüssigen Kilos haben.

Wer ist eigentlich schuld?

Kinder, die emotional leiden, neigen dazu, sich selbst die Schuld zu geben. Wenn jemand anderes – besonders ein

153

Erwachsener – etwas Falsches tut, verstehen Kinder noch nicht, dass es deren Fehler ist und nicht ihr eigener. Vielleicht können sie noch mit dem Finger auf Geschwister oder gleichaltrige Freunde zeigen. Doch kaum ein Kind beschuldigt seine Eltern oder andere Erwachsene für irgendetwas.

Kinder lernen vielmehr, in Mustern zu denken wie: »Wenn Papa so gemein zu mir ist, ist er wahrscheinlich sehr, sehr wütend. Ich muss ein schlechtes Kind sein, wenn ich Papa so böse gemacht habe.« Falls die missbräuchliche Situation sich fortsetzt, erweitert sich das negative Denken des Kindes im Sinne von: »Es muss mein Fehler sein, dass so etwas Furchtbares passiert, und bestimmt liegt es daran, dass ich so schrecklich bin.«

Als Kinder sind wir für die schlimmen Dinge, die uns widerfahren, nicht verantwortlich. Kinder sind von Natur aus nicht verantwortlich; sie wissen es nicht besser. Verantwortungsgefühl lernen wir 1. durch Befolgen dessen, was uns unsere Eltern und andere Autoritäten beibringen; 2. durch das Nachahmen des verantwortungsbewussten Verhaltens unserer Eltern; 3. auf die harte Tour durch Versuch und Irrtum. All diese Ansätze brauchen Zeit; wir beherrschen die »Regeln« erst, wenn wir etwas älter sind.

Sobald wir anfangen, zwischen Richtig und Falsch zu unterscheiden, befolgen wir die Regeln unserer Eltern (vor allem, wenn wir »wohlerzogene« Kinder sind), weil wir gerne ihre Anerkennung haben möchten und es sich unangenehm anfühlt, wenn sie unser Verhalten missbilligen. Meistens verstehen wir immer noch nicht die Hintergründe sämtlicher Regeln, aber wir kennen die Konsequenzen, die uns drohen, sofern wir sie nicht befolgen.

Das gereiftere Denken setzt ein, wenn ein Jugendlicher

anfängt, sich in andere hineinzuversetzen. Das Kind kann jetzt verstehen, wie sich jemand anderes fühlt und wie er denkt. Es fängt an, zu begreifen, dass Mama und Papa keineswegs übermenschlich sind, sondern wie jeder andere eben Freude, Schmerz, Verwirrung und Stress empfinden. Jetzt erkennt das Kind, dass auch die Eltern Fehler machen oder Situationen falsch einschätzen.

Dies ist auch die Stufe, auf der viele Ofper eines Missbrauchs Mitleid mit den Tätern entwickeln. Das ist tragisch, denn für die Heilung der Opfer ist es unbedingt notwendig, anzuerkennen, dass ganz und allein der Erwachsene für den Missbrauch verantwortlich war. Mit dieser Anerkennung und diesem Verständnis kommt die Wut auf den Täter und auf das Geschehen zum Vorschein.

Unterdrückter Schmerz, verdrängte Erinnerungen

Im Alter von 6 oder 7 Jahren hat ein missbrauchtes Kind möglicherweise schon so viel emotionale Vernachlässigung und psychische, körperliche oder sexuelle Misshandlung erfahren, dass es diesen Zustand für normal hält. Vielleicht hat es den Missbrauch auch verdrängt. Ein missbrauchter Erwachsener hat Zugang zu Selbsthilfegruppen, entsprechender Lektüre und professioneller Hilfe. Ein Kind verfügt nur über wenige Ressourcen, um mit dem Trauma umzugehen. Es muss auf seine Schlauheit, seine Imagination und seine Durchhaltekraft zurückgreifen, um den Schmerz zu ertragen. Viele Ofper eines Missbrauchs, mit denen ich gearbeitet habe, spalteten während des Vorfalls einen Teil ihrer Wahrnehmung von sich ab.

◉ Meine Klientin Rebecca zum Beispiel wurde oft von ihren Eltern geschlagen. Sie rollte sich in eine fötale Haltung und versuchte, während der Schläge irgendwie zu verschwinden. Manchmal stellte sie sich vor, ihren Körper zu verlassen und von der Decke aus zuzusehen, wie ihr Vater auf ihren Körper einschlug. Das war ihr Weg, mit dem unbegreiflichen Schmerz umzugehen.

Diese Form, sich von der Realität abzuspalten, wird von vielen bedrängten Kindern angewendet. Diese sogenannte »Dissoziation« ist für viele der einzige Ausweg aus der Missbrauchssituation und wird im Lauf der Zeit häufig zu einem gewohnten Hilfsmittel.

Manchmal sind schmerzhafte Kindheitserinnerungen so tief verdrängt, dass der Erwachsene sich wirklich nicht mehr daran erinnert, jedenfalls nicht bewusst. Das wäre nicht weiter schlimm, wenn die trotzdem vorhandenen Symptome des Missbrauchs sich nicht so störend bemerkbar machten. Würde das Opfer gesund an Körper und Geist heranwachsen und sich befriedigender Beziehungen erfreuen, wäre ich die Erste, die sich dafür ausspricht, die Vergangenheit im Dunkel des Vergessens ruhen zu lassen. Warum sollte man sich ohne Grund solches Leid vergegenwärtigen?

Doch leider haben die meisten Opfer eines Miss-brauchs unabhängig davon, ob sie sich erinnern oder nicht, einen brodelnden Lavakessel der Wut in sich. Die Emotionen manifestieren sich in chronischen körperlichen Erkrankungen wie Krebs, gynäkologischen Problemen, Rücken- oder Nackenschmerzen, Migräne, Hämorrhoiden, Herzrhythmusstörungen, Hautproblemen, Schlafstörungen, Alkoholismus und Fettleibigkeit. Opfer eines Miss-brauchs sind als

Erwachsene meistens nicht besonders glücklich. Viele tun sich auch schwer, langfristige Beziehungen zu führen, oder sind unglücklich mit ihrer Arbeit.

Doch das Schlimmste ist wohl, dass sie sich selbst hassen. Die Selbstbeschuldigungen enden dann in Vernachlässigung der eigenen Gesundheit. Sie essen zu viel und treiben keinen Sport, weil sie meinen, keinen attraktiven Körper verdient zu haben. Andere Menschen sind es wert, schön zu sein; andere verdienen, dass ihnen Gutes widerfährt. Aber nicht sie. Sie sind schlecht.

Deswegen ist es wichtig, dass sie sich an den Missbrauch erinnern. Sie müssen ihn sich ins Gedächtnis rufen, um ihrem inneren Kind erklären zu können, dass es an all dem Schlimmen, das ihm widerfahren ist, keine Schuld trägt. Sie müssen das kleine Mädchen in ihnen umarmen und ihm erklären, dass die ganze Verantwortung allein beim Täter lag.

Das wird das innere Kind wütend machen. Sehr, sehr wütend. Schließlich ist es ungerecht, ein kleines Kind so schlecht zu behandeln! Wie konnte er es nur wagen, die Kleine zu verletzen!?

Wenn diese Wut erkannt wird, kann sie sich lösen – und mit ihr vieles vom Schmerz.

Falsche Erinnerungen?

Wie erwähnt, ist in vielen Radio- und Fernsehsendungen über »Therapeuten« berichtet worden, die behaupten, es sei unmöglich, Erinnerungen an Missbrauch vollkommen zu verdrängen. Nun, aus meiner Arbeit mit Tausenden von Opfern weiß ich, dass Verdrängung eine sehr weit verbreitete Art ist, mit solchen Erinnerungen umzugehen.

Viele Frauen erinnern sich an den Missbrauch erst, wenn in ihrem Leben etwas Dramatisches passiert. Meine Klientin Tracy hatte die Erinnerung an ihren Missbrauch vollkommen aus ihrem Bewusstsein verdrängt. Fragte man sie, war sie sich sicher, ein perfektes Zuhause mit perfekten Eltern gehabt zu haben. Wie gesagt: Menschen, die behaupten, in ihrer Kindheit sei alles vollkommen gut gewesen, haben oft Missbrauch erlebt und geben sich große Mühe, die Augen zu verschließen – aus Angst, die Bewusstwerdung des Leids ihrer Kindheit nicht ertragen zu können.

Tracys Erinnerungen daran, gewaltsam zu oralem Sex gezwungen worden zu sein, gelangten erst ans Tageslicht, als sie selbst eine kleine Tochter gebar. Dieses Phänomen ist durchaus verbreitet: Eine Frau erinnert sich oft erst an ihr eigenes Kindheitstrauma, wenn sie ein kleines Mädchen zur Welt bringt. Sie neigt dann dazu, sich in diesem Kind wiederzuerkennen, und das löst die Erinnerung aus.

Es stimmt, dass unerfahrene oder übereifrige Therapeuten jemanden überzeugen können, missbraucht worden zu sein, selbst wenn es nicht zutrifft. Ich kenne solche Fälle; ein solches Vorgehen kann ziemlichen Schaden anrichten. Doch selbst wenn die Erinnerungen an einen Missbrauch nicht authentisch sein sollten, muss die Betreffende eine andere Art von emotionaler Verletzung oder Vernachlässigung erfahren haben, sonst würde sie dem Therapeuten nicht so viel Macht über sich geben. Irgendwann in ihrer Vergangenheit hat sie gelernt, ihre Selbstbestimmung aufzugeben.

Warum sollte sich jemand als Missbrauchsopfer betrachten wollen, wenn nichts vorgefallen ist? Wenn eine Person eine derartige Identifikation so dringend braucht, hat sie an irgendeiner Stelle einen eklatanten Mangel erfahren.

Das erinnert ein wenig an die Fälle vor vielen Jahren, als etliche Männer in der Therapie auftauchten und sich als Vietnam-Veteranen ausgaben, die unter Kriegstraumata litten. Obwohl diese Männer nie in Vietnam gewesen waren, erzählten sie dem Klinikpersonal und mir detaillierte Kriegsgeschichten. Einer dieser Männer weinte bitterlich, als er davon berichtete, wie sein Freund direkt vor ihm erschossen wurde. Als das Personal eine Weile später herausfand, dass diese Männer uns getäuscht hatten, waren sie verständlicherweise irritiert und verärgert. Eines war jedoch klar: Obwohl diese Männer nicht unter posttraumatischen Belastungsstörungen durch den Krieg litten, waren sie doch krank und brauchten Hilfe. Warum sollten sie sonst so eine dramatische Identität annehmen wollen? Warum brauchten sie so viel Aufmerksamkeit – und noch dazu klinische und therapeutische?

Ich glaube, dass bei »fälschlichen« Missbrauchsopfern eine ähnliche Situation vorliegt. Sie haben zwar vielleicht keinen Inzest erlebt; trotzdem ist etwas alles andere als in Ordnung. Sie tragen irgendeinen Schmerz in sich, der um Hilfe ruft. Ich meine, statt solche Menschen zu kritisieren und abzuweisen, sollten wir versuchen, ihnen zu helfen.

Die meisten vergessen nicht

Die meisten Opfer von Missbrauch verdrängen oder vergessen ihre schmerzhafte Vergangenheit nicht. Statt-dessen spielen sie das Geschehen herunter, im Sinne von: »Ja, das war so, na und? Es ist vorbei und ich kann es nicht mehr ändern.«

Stimmt natürlich. Die Vergangenheit ist passé. Wenn Sie

allerdings chronisch zu viel essen, signalisiert dies deutlich, dass Ihre Vergangenheit Ihnen nachhängt. Sie könnten jetzt auf einen günstigeren Zeitpunkt warten, um sich den Schatten Ihrer Vergangenheit zu stellen. Aber wird er jemals kommen? Sie werden nie wirklich Ruhe in Ihrem Leben haben – zumindest nicht, bis Sie sich diesen Lebensthemen gewidmet haben.

Viele Ofper eines Missbrauchs bagatellisieren ihre schmerzhafte Vergangenheit, indem sie sie herunterspielen. »Ja, mein Bruder hat mich sexuell missbraucht, aber ich bin so stark, es hat mir nicht so sehr geschadet«, oder: »Stimmt schon, ich wurde zum Sex gezwungen, aber ich komme damit klar«, oder: »So schlimm war es nun auch wieder nicht, ich will da nicht so lange drin herumbohren.«

All dies sind Abwehrmechanismen, um sich vor Leiden zu schützen. Wenn Sie beschließen, dass es »nicht so schlimm« sei, weichen Sie dem Gefühl aus, vor Wut explodieren zu können. Dann treibt Sie die Frage »Warum ich? Warum ich?« nicht in den Wahnsinn.

Und wenn Sie mit den Erinnerungen bereits 10, 20 oder 30 Jahre gelebt haben, erscheinen sie Ihnen als alte Geschichten. Sie kennen den Schmerz schon so lange, er scheint ein Teil von Ihnen zu sein. Aber dass Sie sich an ihn gewöhnt haben, bedeutet noch lange nicht, dass er Sie nicht geprägt hat. Das sind zwei verschiedene Seiten einer Medaille.

Ich bitte Sie jetzt, für einen Moment den Schmerz wieder zu empfinden, den Sie als Kind erleiden mussten. Ich weiß, wenn Sie das tun, werden Sie innerlich eine Art »Mauer« durchschreiten. Jenseits dieser Mauer erwarten Sie mehr innerer Frieden, die Fähigkeit, zu lieben und sich zu entspannen, und weniger Gier nach Essen. Bitte vertrauen

Sie auf das, was ich durch meine jahrelange Arbeit mit Missbrauchsopfern gelernt habe: Sofern Sie sich diesem Schmerz stellen, werden Sie den Schleier lüften, der Ihre Lebensgeister überschattet.

Sie müssen wissen, dass Sie in Ihrem normalen Zustand Erfahrungen des Glücks und der Zufriedenheit machen. Gott hat Sie so erschaffen, dass Sie das Leben genießen können. Er möchte, dass Sie sich in Ihrem Alltag fröhlich und frei fühlen, nicht bedrückt durch Schuldgefühle und Frustration.

Ihr wahres Selbst ist körperlich und psychisch unbeschwert. Was hält Sie davon ab, den Mut zu fassen, die Drachen der Vergangenheit zu erlegen? Was haben Sie zu verlieren – außer dem Elend und den Pfunden?

10

Ihr wahres Selbst: leicht und licht an Körper und Geist

»Der Lohn für unseren Glauben wird sein,
dass wir schauen, was wir glauben.«
AUGUSTINUS

In Ihrem wahren Wesen – so wie Gott Sie erschuf – fühlen Sie sich sicher und glücklich. Ihr wahres inneres Selbst ist ein freies, liebenswürdiges kleines Mädchen, welches das Leben liebt und genießt: Sie sind besonnen und freigiebig zu sich selbst und anderen. Sie verstehen es, eine Balance zwischen Pflichten und Vergnügungen zu schaffen, und fühlen sich nicht schuldig, wenn Sie sich einfach entspannen und Ihre Batterien wieder aufladen.

Wie wir gesehen haben, wird die Essenz dieses wahren Wesens durch Schmerzen und Missbrauch in der Kindheit verzerrt. Das unreife Kind gibt sich selbst die Schuld und wendet den Ärger, der eigentlich dem Täter gebührt, gegen sich selbst. Es fängt an, zu viel zu essen, um den Schmerz nicht zu spüren und sich selbst dafür zu bestrafen, dass es so schlecht ist. Aber das wahre Wesen verschwindet nicht. Es ist noch da, tief drinnen. Es verschwindet nicht, weil jeder Mensch ursprünglich mental und körperlich gesund erschaffen wurde. Es wird nur verzerrt, wie der Körper eines Kindes, das sich in einem Jahrmarktspiegel sieht.

Aus dieser Verzerrung gehen – wie im 1. Kapitel erwähnt – vier primäre Emotionen hervor, die bei weiblichen Opfern eines Missbrauchs oft zu Essattacken führen: Angst, Wut oder Ärger, Anspannung und Scham – die fett machenden Gefühle. Es scheint, als wären wir uns des Hungers nach Essen mehr bewusst als der Gefühle, die ihm vorausgehen. Viele Missbrauchsopfer nehmen ihre eigenen Gefühle, Meinungen und Körperempfindungen nur noch reduziert wahr.

◉ Meine Klientin Monica zum Beispiel schwor, sie werde niemals wütend, aber ihr Kiefer war immer angespannt und ihre Fäuste geballt.

◉ Eine andere Klientin, Suzanne, hatte sich an ihr höchst explosives Zuhause angepasst, indem sie stets mit allem einverstanden war. Sie hatte keine Ahnung, was für eine eigene Meinung sie zu Politik, Abtreibung, Religion oder sonst irgendetwas hatte. Sie konnte nicht einmal sagen, ob ihr ein Film gefiel oder nicht. Sie fürchtete zu sehr, jemanden mit ihrer Meinung zu brüskieren und damit Ärger auszulösen.

◉ Wieder eine andere Klientin, Rosie, merkte nicht, dass ihre Schuhe, ihre Kleidung und ihr BH viel zu eng waren. Durch jahrelangen Missbrauch hatte sie gelernt, ihr Schmerzempfinden und Unwohlsein völlig abzuschalten.

Diese Klientinnen und andere, mit denen ich gearbeitet habe, waren durch unzählige Psychologen und Selbsthilfebücher frustriert: Wie sollten sie deren Rat befolgen, mit ihren Gefühlen in Kontakt zu kommen? Monica, Suzanne, Rosie und viele andere hatten gar keine Ahnung, was ein »Gefühl« überhaupt ist! Sicherlich hatten sie irgendwann einmal ein bisschen Mitgefühl, Schuld, Frustration, unterdrückte Wut oder Anflüge romantischer Liebe erlebt, aber der größte Teil des menschlichen Gefühlslebens war bei ihnen verzerrt und abgestumpft.

Nach meiner Erfahrung fängt man besten mit Grundlegendem an, wenn man mit Missbrauchsopfern arbeitet. Falls Sie selbst Missbrauch erlebt haben, bitte ich Sie also, sich in diesem Augenblick der Empfindungen Ihres Körpers bewusst zu werden: Wie fühlt es sich an, auf Ihrem Stuhl zu sitzen? Achten Sie darauf, wie sich Ihr Rücken anfühlt, der die Lehne berührt. Kommt Ihnen die Sitzfläche Ihres Stuhls hart oder weich vor? Warm oder kühl? Ist der Bezug rau oder glatt?

Wie steht es um Ihre Füße? Sind sie entspannt? Eher kühl oder eher warm oder genau richtig? Sind Ihre Schuhe eng und steif oder leicht und weich?

Und Ihre Kleidung? Engt Ihr BH Sie irgendwie ein? Kneift Ihre Kleidung irgendwo, Ihre Unterwäsche, Ihre Strümpfe? Sitzt Ihre Hose, Ihr Kleid oder Ihr Rock in der Taille angenehm oder eher zu eng?

Wie geht es Ihren Händen? Weist Ihre Haltung auf Entspannung oder Anspannung hin? Und Ihr Kiefer: Ist er angespannt, schmerzt er sogar – oder ist er entspannt?

Werden Sie sich all dieser Körperempfindungen bewusst, tun Sie einen wichtigen ersten Schritt zur Anerkennung der anderen Teile Ihres wahren Wesens.

Erkennen Sie Ihre FATS-Signale

Wodurch unterscheidet sich der normale physische Hunger von dem durch Angst, Wut, Anspannung und Scham hervorgerufenen Hunger? Da es eine Weile dauert, bis Sie Ihre FATS-Gefühle zu erkennen gelernt haben, gebe ich Ihnen einen praktischen Hinweis: Körperlicher Hunger entsteht allmählich; emotionaler Hunger taucht plötzlich auf.

Bei körperlichem Hunger gibt Ihnen Ihr Körper allmählich Signale, dass er etwas zu essen haben will. Es beginnt mit einem leichten Ziehen im Magen, darauf folgen ein gewisser Hungerschmerz und Magenknurren. Irgendwann können Sie kaum noch an etwas anderes denken als an die Frage, woher Sie jetzt Nahrung bekommen.

Der durch FATS-Gefühle ausgelöste emotionale Hunger entsteht von jetzt auf gleich. Eben noch haben Sie überhaupt nicht an Essen gedacht, und im nächsten Augenblick haben Sie das Gefühl, kurz vorm Verhungern zu sein. Dieses Phänomen hat keinen physischen Hintergrund, sondern einen emotionalen.

Die Wahrnehmung unserer Emotionen funktioniert ähnlich wie bei Radiowellen. Wenn wir unser »Radio«, also unsere emotionale Wahrnehmung, auf die richtige Frequenz eingestellt haben, wissen wir meistens ziemlich genau, was wir fühlen. Viele Missbrauchsopfer lernen schon von klein auf, dass ihr Überleben davon abhängt, ihr »Radio« auf die Signale der Personen um sie herum – vor allem auch auf die »Missbrauchs-Täter« – einzustellen. Sie werden extrem sensibel für alles in ihrem Umfeld – wie Dianne:

◉ Dianne wusste nie, wann ihr trunksüchtiger Vater das nächste Mal explodieren würde; also lernte sie, seine Stimmungen genau wahrzunehmen. Damit hatte sie das Gefühl einer gewissen Kontrolle über eine chaotische Situation. Dianne blendete die Wahrnehmung ihrer Angst aus und richtete sich auf die »Frequenz« ihres Vaters aus, um seinen Gewaltausbrüchen so gut wie möglich zu entgehen.

Als Erwachsene nahm Dianne schließlich immer noch nicht ihre eigene Frequenz wahr. Sie war ein extrem liebenswürdiger Mensch, aber mit ihren 100 Kilo war sie nicht wirklich glücklich mit sich. Diannes kindliche Überlebensstrategie hatte aus ihr einen Menschen gemacht, der nur mit dem Bemühen beschäftigt ist, andere glücklich zu machen, und seine eigenen Gefühle verdrängt.

Das erste dick machende Gefühl, an dem ich mit Dianne in der Therapie arbeitete, war …

Angst

Essen aus Angst ist weit verbreitet, weil Essen beruhigt. Die Reihe von Ängsten, die zu Fressattacken führen können, umfasst die verschiedensten Varianten:

- *Unsicherheit:* Das Gefühl, nicht gut genug zu sein, nichts Gutes zu verdienen, nicht dazuzupassen, etwas vorzutäuschen, (zu) dick zu sein oder auf etwas Wichtiges wie eine Präsentation, eine Prüfung oder ein Gespräch nicht ausreichend vorbereitet zu sein.
- *Auf Zehenspitzen gehen:* Die Angst, dass Ihr launischer Partner, Chef, Vater oder wer auch immer explodieren könnte, wenn Sie etwas Falsches tun

oder sagen; die Angst, wegen der geringsten Pflicht-
verletzung die Arbeit zu verlieren.

- *Generalisierte Angst:* Das Gefühl ständig drohender
  Gefahr; die Befürchtung, dass auf Gutes immer
  Schlechtes folgt; überwältigende und unrealistische
  Ängste vor Traumata (wie Morden, Unfällen, Brän-
  den); zittrige, nervöse Angst durch posttrauma-
  tischen Stress.

- *Verlassenheitsängste:* Ständige Angst, von Ihrem Part-
  ner verlassen oder betrogen zu werden oder von Ihren
  Freunden nicht gemocht zu werden; Angst, dass Ihre
  Eltern sterben werden; Angst vor dem Alleinsein.

- *Existenzielle Ängste:* Die Angst, Ihr Leben habe
  keinen Sinn, Sie würden den Anschluss oder gute
  Gelegenheiten verpassen, Sie seien ein Nichts, ein
  Niemand, ein hohles Wesen.

- *Probleme mit Kontrolle:* Angst, dass andere versuchen, Sie zu kontrollieren; Angst vor Autoritätspersonen; Angst, die Verantwortung für sich selbst zu
  übernehmen; Angst im Zusammenhang mit Auto-
  fahrten oder Flügen; Angst vor Verletzlichkeit und
  Verletzungen; Angst, sich in einer Beziehung festzu-
  legen oder zu heiraten.

- *Sexuelle Ängste:* Allgemeine Angst vor dem anderen
  Geschlecht; Angst, vom anderen Geschlecht bemerkt
  zu werden oder mit ihm zu reden; Angst vor sexuellen Beziehungen; Angst, sexuell anziehend zu sein.

- *Angst vor Intimität:* Angst, sich zu zeigen, wie Sie
  wirklich sind (weil Sie Ablehnung erfahren könnten);
  Angst, jemand nah an sich heranzulassen (weil Sie
  verlassen werden könnten).

Im Weiteren erfahren Sie mehr darüber, mit welchen Methoden meine Klienten Angst und andere FATS-Gefühle überwinden. Im Augenblick will ich jedoch Ihre Aufmerksamkeit darauf lenken, wie Sie die Emotionen erkennen, die einen Heißhunger auf Essen auslösen können.

Ärger und Wut

Ärger und Wut sind an und für sich nichts Schlechtes. Und doch bilden sie die Hauptursache für Esssucht, vor allem bei Frauen. Als junge Mädchen werden wir vielfach dazu erzogen, unseren Ärger herunterzuspielen und zu verbergen – schließlich gilt es nicht als »hübsch«, zu schreien und zu schimpfen.

Ärger ist eine normale emotionale Reaktion auf etwas, das man als falsch empfindet. Das Geburtstrauma bewirkt, dass wir ärgerlich sind, wenn wir auf die Welt kommen. Als Babys sind wir ärgerlich, wenn wir hungrig, durstig, nass oder müde sind. Als Kinder werden wir ärgerlich, wenn uns andere Kinder hauen oder unsere Geschwister uns das Spielzeug wegnehmen.

Spätestens als Jugendliche fängt jedoch für Frauen der soziale Druck an, »nett« zu sein; also behalten wir unseren Ärger für uns. Statt sich über die blöde Idee zu ärgern, dass sich im Sportunterricht die Mannschaftsführer ihre Mitspieler einzeln auswählen dürfen, sind wir traurig, wenn wir bis zum Schluss stehen bleiben. Hat unser erster Freund mit uns Schluss gemacht, meinen wir, nicht hübsch genug zu sein. Hänselt uns jemand in der Schule, fühlen wir uns gedemütigt. Wir geben uns ständig selbst die Schuld und sind deprimiert, statt unsere Verärgerung zu äußern. Ist es da ein Wunder, dass das Selbstwertgefühl junger Mädchen so weit unter dem der gleichaltrigen Jungen liegt?

Opfer von Missbrauch geben sich häufig selbst die Schuld am Inzest oder an sexuellen Übergriffen der Vergangenheit. Selbst Vergewaltigungsopfer neigen oft dazu. Und als Erwachsene tun wir uns meist nicht viel leichter im Umgang mit unserem Ärger. Nehmen wir zum Bespiel Marthas Geschichte:

⊙ Martha arbeitete im Kundendienst eines großen Kaufhauses. Den ganzen Tag nahm sie Rückgaben entgegen und erstattete den Kaufpreis oder gab Gutscheine aus. Viele Kunden waren aggressiv und stellten unmögliche Forderungen, zum Beispiel die Erstattung des vollen Preises für offensichtlich lange gebrauchte Artikel. Martha ihrerseits konnte ihren Ärger über das Verhalten dieser Leute nirgendwo ablassen. Abends kam sie erschöpft und hungrig nach Hause. Sie stürzte sich dann auf den Kühlschrank und aß irgendetwas, das schnell »satt« machte: Eiscreme, Kuchenteig, Reste. Es war ihr egal, was sie aß – Hauptsache, sie konnte es ruck, zuck in sich hineinstopfen. So versuchte sie vergeblich, mit Essen den in ihr brodelnden Ärger zu besänftigen.

⊙ Eine andere Klientin, Jan, war sich ihrer Wut durchaus bewusst, als sie in die Therapie kam. Doch sie fürchtete sich, diese Wut auszudrücken, weil sie meinte, dann möglicherweise vollständig die Kontrolle zu verlieren. Die souverän wirkende, gut gekleidete Frau sagte zu mir: »Ich weiß, wenn ich diese Wut rauslasse, tue ich etwas Schlimmes. Vielleicht breche ich alle Wände in meinem Haus nieder oder zerschmettere alles, was mir in die Hände fällt.«

Jahrelang unterdrückte Wut hatte sich in einem – fast 25 Extrakilo schweren – Fettwall um sie herum aufgestaut. Im Lauf mehrerer Monate ließ Jan nach und nach Dampf ab und konnte gleichzeitig die Kontrolle über ihre Gefühle bewahren. Als ihre Wut verraucht war, waren auch die Pfunde und der Heißhunger verschwunden.

Anspannung

Anspannung ist die physische Manifestation von Stress. Stress selbst tut uns nicht weh, weil er durch Kräfte außerhalb von uns verursacht wird. Erst die Verinnerlichung von Stress in Form von körperlicher und psychischer Anspannung macht uns Probleme. Der Begriff »Stress-Management« erschien mir immer widersinnig, weil wir über den Stress in der Welt keine Kontrolle haben. Wir können nur unsere innere Reaktion auf Stress beeinflussen. Der Versuch, etwas Unkontrollierbares wie Stress zu steuern, erzeugt nur noch mehr Anspannung. Es gibt durchaus viele Situationen, die Stress erzeugen, aber zu angenehmen Ergebnissen führen, zum Beispiel ein Hauskauf, die Weihnachtsfeiertage oder eine Hochzeit. Was dem einen Stress bereitet, stellt für einen anderen noch gar kein Problem dar. Erst unsere Überzeugungen und unsere Interpretationen einer Situation bestimmen, ob und in welchem Ausmaß wir uns verspannen.

Der bekannte Philosoph und Autor Rollo May setzt sich dagegen ein, den Begriff »Stress« sowohl für die Ursache als auch für die Wirkung zu verwenden. Er unterscheidet zwischen »Stress« als Ursache und »Anxiety« [dt.: Angst (im Sinne innerer Unruhe, Besorgnis, Ängstlichkeit)] als Wirkung. May schreibt: »Wenn wir ›Stress‹ und ›Anxiety‹ als synonyme Begriffe verwenden, können wir nicht zwischen den verschiedenen, damit zusammenhängenden Emotionen [wie Angst, Kummer oder Ärger] unterscheiden.«

Ich spreche daher lieber von »Anspannung«, weil sie eine relativ gut zu identifizierende Wirkung von Stress ist. Anspannung kann zu übermäßigem Essen führen, indem man versucht, sich mithilfe von Eiscreme, Knabbereien, Hamburgern oder sogar »Naturkost« zu trösten und zu entspannen.

Anspannung ist aufgrund psychischer und physischer Faktoren ein wesentlicher Faktor für Esssucht. Neuere Untersuchungen haben nachgewiesen, dass Anspannung die Chemie des Gehirns beeinflusst: Diese Veränderungen führen zu einer Gier auf bestimmte Nahrungsmittel, vor allem auf alles, was viele Kohlenhydrate enthält. Eine an Kohlenhydraten reiche Ernährung kann gut für Sie sein, wenn sie in Maßen und mit wenig Fett genossen wird. Doch Anspannung bewirkt oft einen Appetit auf fett- und kohlenhydratreiche Nahrungsmittel wie Schokolade, Kuchen, Kekse, Brot, oder die Betroffenen verschlingen große Mengen »fettfreier« Nahrungsmittel wie Reis oder spezielle Muffins.

Etliche zuverlässige Studien (Strober, Cattanach, Mynors-Wallis und Terr) haben die Verbindungen zwischen Esssucht und stressbeladenen Lebenssituationen, darunter auch Kindesmissbrauch, untersucht: Menschen, die unter Fressattacken oder klinisch nachgewiesenen Essstörungen leiden, haben deutlich mehr Traumata und Stressauslöser in ihrem Leben als gesunde Esser. Aus den Ergebnissen der Forscher wurde auch deutlich, dass traumatisierte Menschen ihrer Anspannung vor allem durch Essen abzuhelfen versuchen.

Dr. Sarah Leibowitz von der Rockefeller Universität hat jahrelang die Beziehung zwischen Anspannung und chemischen Vorgängen im Gehirn untersucht und ein paar faszinierende Entdeckungen gemacht (Marano, 1993): Sie beschrieb bestimmte chemische Stoffe des Gehirns und des Hormonhaushalts, die unseren Appetit auf Kohlenhydrate beeinflussen, darunter Kortisol, ein Hormon, mit dem das Gehirn Schmerz unterdrückt. Leibowitz fand heraus, dass die Adrenalindrüsen unter Anspannung sehr viel Kortisol produzieren. Das Kortisol fördert die Produktion von Neuropeptid Y im Gehirn, und diesen Stoff hat Leibowitz als den wesentlichen Faktor für unser Verlangen nach Kohlenhydraten identifiziert.

Mit anderen Worten: Anspannung bewirkt einen erhöhten Appetit auf Kohlenhydrate. Und wenn wir exzessiv Kohlenhydrate konsumieren, wird daraus Körperfett. Das Schlimme ist: Diese durch Anspannung produzierten Chemikalien sorgen dafür, dass uns das neue Körperfett auch lange erhalten bleibt. Anspannung führt also nicht nur zu einem verstärkten Appetit, sondern erschwert es uns auch, Körperfett wieder loszuwerden!

Eine andere Wissenschaftlerin, Judith Wurtman vom Massachusetts Institut of Technology, hat viele Bücher und Artikel über die Beziehung zwischen dem im Gehirn produzierten Stoff Serotonin und der Gier auf Kohlenhydrate geschrieben. Serotonin ist ein Botenstoff oder Neurotransmitter, der vor allem für unsere Gemütslage und unser Energieniveau entscheidend ist. Wenn das Serotonin-Niveau niedrig ist, liegen unsere Energie und unsere Stimmung darnieder. Wurtman hat festgestellt, dass Kohlenhydrate eine chemische Reaktion auslösen, die mehr Serotonin freisetzt.

Da Anspannung das Serotonin abbaut, entsteht im Lauf der Zeit ein Appetit auf Kohlenhydrate.

Eine interessante Studie der Yale Universität hat eine deutliche Beziehung zwischen Anspannung und Bauchfett festgestellt (M. Bricklin, 1993). Die Wissenschaftlerinnen Dr. Marielle Rebufe-Scrive und Dr. Judith Rodin haben durch ausführliche Untersuchungen an Menschen und Tieren herausgefunden, dass Anspannung zur verstärkten Einlagerung von Körperfett vor allem um die Körpermitte führt. Übermäßiges Bauchfett erhöht das Risiko für Herzkrankheiten, Schlaganfälle und Diabetes – bei Männern wie bei Frauen.

Angesichts dieser Tatsachen möchte ich kurz darauf eingehen, wie Sie die oben erwähnten Gesundheitsrisiken vermeiden können.

Drei Möglichkeiten, um die Hürde zum Sporttreiben zu überwinden

Sportliche Betätigung erhöht die Serotonin-Produktion im Gehirn (F. Chaouloff u. a., 1989) – was wiederum den Heißhunger auf Kohlenhydrate senkt, das Energieniveau anhebt und Ihre Stimmung aufhellt. Sport ist das beste Mittel, um Anspannung abzubauen und Körperfett zu verbrennen, und doch haben viele von uns einen Widerstand dagegen. Warum?

Ich habe festgestellt, dass Körpertraining nur wirkt, wenn man dranbleibt. Die einzige Möglichkeit dranzubleiben, besteht in der Auswahl einer Sportart, die zu uns passt. Ich selbst bin ein Mensch, der viel intellektuelle Stimulation braucht. Ich lese gern und führe mit Vorliebe interessante Gespräche. Also habe ich eine Art der Bewegung gefunden, bei der ich lesen kann: Ich benutze einen Stepper. Auch auf einem Fahrrad-Ergometer können Sie lesen, und von einem Laufband aus können Sie fernsehen.

Am liebsten betätige ich mich jedoch draußen in der Natur: Ich fahre oft in landschaftlich reizvolle Gegenden, damit ich beim Joggen eine schöne Aussicht habe. So genieße ich frische Luft, Sonnenschein (hoffentlich) und ein Fest für meine Augen. Bei einem Jogging-Ausflug an den Strand traf ich einmal auf eine große Ansammlung von Menschen, die »Ooh!« und »Aah!« riefen. Direkt vor der Küste sprang ein großer Wal! Wäre ich an jenem Tag nicht joggen gegangen, hätte ich einen der großartigsten Anblicke meines Lebens verpasst.

Im Hinblick auf Sport habe ich gelernt, mich selbst zu überlisten, und es funktioniert inzwischen seit etlichen Jahren ganz gut. Ich tue es immer noch nicht gerne, aber das muss auch nicht sein. Hier sind ein paar Tricks, die bei mir und vielen meiner Klientinnen und Seminarteilnehmer gut funktionieren:

1. Betrachten Sie sportliche Betätigung als einen festen Teil Ihrer alltäglichen Routine, die nicht zur Debatte steht.
Warum? Nun, wenn Sie sich jeden Tag fragen, ob Sie heute laufen gehen wollen oder nicht, reden Sie sich vielleicht damit heraus, keine Zeit dafür zu haben. Stattdessen »sollten« Sie zur Bank, zum Supermarkt, ins Büro oder wohin auch immer, nur um keinen Sport machen zu müssen. Sobald Sie sich erlauben, innerlich darüber zu diskutieren, ob Sie es nun heute tun wollen oder nicht, ist die Chance relativ hoch, dass Sie es nicht tun werden.

Hören Sie also auf, körperliches Training als etwas Optionales zu betrachten. Das ist es nicht, denn es ist nötig, um (zusammen mit Gewichtskontrolle und Entspannung) lange gesund zu leben.

Sie können ausprobieren, Ihren Übungsplan in einen Kalender einzutragen, so wie Sie sich andere wichtige Dates notieren. Überlegen Sie sich einen Rhythmus, der für Sie realistisch ist. Lassen Sie keinen dieser Termine aus. Und falls sich ein Termin überhaupt nicht halten lässt, finden Sie an demselben Tag einen anderen Zeitpunkt für Ihren Sport.

2. Verbinden Sie Ihr Training mit etwas Erfreulichem.
Für mich ist das sehr wichtig. Ich sorge dafür, dass ich immer etwas Interessantes zu lesen habe – eine neue Zeitschrift, ein Buch oder einen Zeitungsartikel –, das ich erst beim Sport lesen darf. Wie bereits erwähnt, langweile ich mich leicht beim Sport und brauche eine gewisse mentale Stimulation. Mein Stepper macht es mir möglich, etwas für meinen Körper zu tun und gleichzeitig zu lesen. Ich habe festgestellt, dass mich Magazine über Gesundheit und Wellness dabei besonders motivieren.

Seien Sie besonders am Anfang geduldig mit sich. Wenn Sie besonders füllig sind, empfehle ich Ihnen sehr, in ein Studio zu gehen, in dem spezielle Kurse für Übergewichtige angeboten werden. In vielen Fitnessstudios für Frauen gibt es solche Angebote. Die Kursleiterinnen sind oft Frauen, die selbst einmal übergewichtig waren und großes Verständnis für die damit einhergehenden Probleme haben. Die Übungen sind eigens auf Ihre Bedürfnisse und Grenzen zugeschnitten. In solchen Kursen sind Sie von einer sehr unterstützenden Atmosphäre umgeben und werden sich wahrscheinlich auch in Ihren Sportklamotten wohler fühlen.

Neben einem anstrengenderen Aerobic-Programm mache ich jeden Tag ein kleines Mini-Training. Gewichte heben gehört zwar nicht unbedingt zu meinen Lieblingsbeschäftigungen, aber das Ergebnis ist mir die Mühe wert. Mit dem Hanteltraining fühlen sich meine Muskeln besser an als je zuvor in meinem Leben. Um mich zu motivieren, mache ich das Hanteltraining während meiner Lieblings-Radiotalksendung. Falls ich es nicht schaffe, rechtzeitig da zu sein, nehme ich die Sendung auf und höre sie mir später an, wenn ich in ein Studio oder zum Joggen gehe.

Viele meiner Klientinnen sehen fern, während sie auf dem Laufband trainieren oder auf dem Fahrrad-Ergometer treten. Sie können sich zum Beispiel Ihre Lieblingssendungen aufzeichnen und sie erst ansehen, wenn Sie Sport treiben.

Im Rahmen einer Studie (Neergaard, 1993) wurde festgestellt, dass 64 Prozent von 1018 Amerikanern mit bewegungsarmen Berufen meinten, sie würden ja gerne Sport treiben, hätten aber keine Zeit dafür. Zugleich kam allerdings heraus, dass 84 Prozent dieser Befragten mindestens 3 Stunden pro Woche fernsehen. Das Fazit (Sie ahnen es sicher schon): Die Leute sollten doch Sport treiben, während sie fernsehen.

3. Mit dem »15-Minuten-Trick« können Sie sich an besonders lustlosen Tagen gut motivieren!

Sagen Sie sich: »Ich trainiere jetzt nur eine Viertelstunde. Wenn ich dann keine Lust mehr habe, höre ich auf.« In den meisten Fällen werden Sie nach der festgelegten Zeit weitermachen – immerhin haben Sie jetzt angefangen. Aber wenn Sie dann wirklich aufhören wollen, sollten Sie es sich auch erlauben.

Scham

Scham ist das letzte der FATS-Gefühle, die zu übermäßigem Essen führen können. Scham bedeutet: Selbstanklage, Schuldgefühle, Selbstzweifel, Depression und geringes Selbstwertgefühl – alles zusammen. Sie können sich einen kleinen Hund vorstellen, der geschlagen, angeschrien und ignoriert wurde. Er lässt den Kopf hängen und klemmt den Schwanz zwischen die Beine. In der Hoffnung, dass es ihn vor weiterer Misshandlung schützen wird, sagt seine ganze Körperhaltung: »Ich bin keine Bedrohung, ich bin ganz schwach. Bitte tu mir nicht weh. Ich bin traurig und bitte um Entschuldigung.«

Ich habe mit vielen Klientinnen gearbeitet, die diese Anzeichen von Scham aufwiesen. Scham beginnt in der Kindheit, wenn das kleine Mädchen sich selbst die Schuld dafür gibt, dass der Erwachsene verärgert ist. Statt auf denjenigen wütend zu sein, der ihr wehtut, nimmt sie an, sie müsse es verursacht haben. Sie verinnerlicht die Wut und richtet sie gegen sich selbst.

Diese Schuldgefühle erzeugen Scham. Wie bereits erwähnt, geißeln sich die Opfer von sexuellem Missbrauch und Vergewaltigung oft dafür, die Sache irgendwie »verursacht« zu haben. Manche Täter unterstützen diese Neigung, indem sie den Opfern vermitteln, sie hätten es ja so gewollt. Die Selbstzweifel (»Habe ich ihn irgendwie dazu gebracht, das zu tun?«) werden noch durch die Scham über normale körperliche Reaktionen der Erregung verstärkt. Die Opfer sind entsetzt, dass ihr Körper sie so im Stich lässt.

Missbrauchsopfer fühlen sich oft beschädigt oder wie zerbrochen. Meine Klientin Corinne war wiederholt von ihrem

Vater vergewaltigt worden. Als sie mit Anfang 30 schwanger wurde, war sie völlig überrascht. »Tief in mir war ich überzeugt, dass der Missbrauch meine Gebärmutter kaputt gemacht hatte«, erzählte sie mir.

In einer Studie mit 500 Jugendlichen haben die Forscher Cavaiola und Schiff (1989) herausgefunden, dass 150 der Jugendlichen körperlich misshandelt oder sexuell missbraucht worden waren. Unabhängig von der Art des Missbrauchs, hatten diese Jugendlichen ein deutlich niedrigeres Selbstwertgefühl im Vergleich zu den anderen.

Eine andere Studie (Oppenheimer, 1985) mit 78 Frauen, die unter Essstörungen litten, kam zu dem Resultat: »Das sexuell misshandelte Subjekt hat in Bezug auf seine Weiblichkeit und Sexualität oft das Gefühl der Minderwertigkeit oder des Ekels – zuweilen vermischt mit Argwohn wegen ihres Körpergewichts, ihrer Figur und Größe.«

Esssucht aus Scham entsteht aus verschiedenen Gründen. Die Betroffene sucht im Essen Trost, Gemeinschaft und Erholung, weil sie soziale Situationen meidet, in denen solche Bedürfnisse normalerweise gestillt werden. Sie isoliert sich von anderen und hält sich für minderwertig. »Mich mag sowieso keiner«, nimmt sie an.

Je mehr sie an Gewicht zunimmt, desto mehr wächst auch die Scham. In einer Studie (Martin u. a., 1988) wurde das Selbstwertgefühl von 550 Vierzehn- bis Sechzehnjährigen überprüft: Das Selbstwertgefühl der Mädchen schwindet in dem Maß, wie das Gewicht zunimmt.

Frauen, die so viel essen, dass ihr Körper unförmig dick wird, werden oft abfällig behandelt. »Wenn ich beim Einkaufen bin, sagt manchmal jemand über mich: ›Was für eine fette Sau!‹«, erzählte meine Klientin Jody. »Meinen die, nur weil ich dick bin, hätte ich keine Gefühle?« Und sie stellte fest, dass sie an solchen Tagen noch mehr aß.

Die Verwandlung von FATS

Wir haben uns nun verschiedene Situationen und Gefühle angeschaut, die zu übermäßigem Appetit führen können. Wir haben auch einige Lösungsmöglichkeiten angesprochen. Hier geht es jetzt darum, aufmerksamer und aufrichtiger gegenüber uns selbst zu werden.

Es ist entscheidend wichtig, dass Sie nicht sofort dem Impuls nachgeben, sich etwas Essbares zu holen, sobald Sie Hunger oder Appetit verspüren. Stattdessen können Sie sich die Frage stellen: »Empfinde ich vielleicht Angst, Ärger oder Wut, Anspannung oder Scham?« Mithilfe dieser Frage werden Sie mehr Kontrolle über Ihr Essverhalten erlangen. In vielen Situationen kann sie den emotionalen Hunger schon auflösen oder zumindest minimieren.

Die Affirmationen und Visualisierungen im nächsten Kapitel habe ich für meine eigene Heilung, bei meinen Klienten und in meinen Workshops verwendet. Bitte nehmen Sie sich Zeit, die Vorschläge umzusetzen. Sie funktionieren wirklich, aber zuerst müssen Sie sich die Mühe machen, sie in Ihr Leben zu holen. Es gibt keinen einfacheren Weg, Ihr Verlangen nach Essen in den Griff zu bekommen – keinen Zaubertrank, kein Pülverchen, kein magisch wirksames Menü.

11

Den Teufelskreis von Schmerz und Übergewicht durchbrechen

»Denn wahrlich, ich sage euch:
Wenn ihr Glauben habt wie ein Senfkorn,
so könnt ihr sagen zu diesem Berge:
Heb dich dorthin!, so wird er sich heben;
und euch wird nichts unmöglich sein.«
MATTHÄUS 17,20

Jetzt sind Sie schon so weit fortgeschritten – doch das Beste kommt noch. Sie werden merken: Wenn Sie Ihr Denken ändern, wandelt sich auch Ihr Körper. Ihr Appetit wird nachlassen und Ihr Körperfett schwinden. Sie brauchen die Abwehr nicht mehr, die Ihnen Essen und Fett bieten. Es ist Zeit, die trennenden Mauern einzureißen. Sie sind nicht mehr in Gefahr; Sie sind sicher.

Als Kind waren Sie nicht dafür verantwortlich, was Ihnen widerfuhr. Die Erwachsenen oder Jugendlichen, die Sie verletzt haben, tragen die Verantwortung. (Sie haben vielleicht schon bemerkt, dass ich nicht müde werde, diesen Punkt zu wiederholen.) Als Erstes möchte ich Sie daher bitten, sich innerlich ein klares Bild von sich selbst zu machen: Stellen Sie sich selbst als Kind oder Jugendliche in dem Alter vor, in

180

dem Sie zum ersten Mal missbraucht, misshandelt, vernachlässigt oder verletzt wurden.

Und jetzt umarmen Sie dieses Kind von Herzen. Sagen Sie ihm, alles ist in Ordnung; es war nicht seine Schuld. Geben Sie ihm zu verstehen, dass Sie es lieben und dass es sich keine Sorgen zu machen braucht – und vor allem, dass es sich vergeben kann, denn es hat nichts falsch gemacht.

Wann immer Sie das erste FATS-Gefühl, die Angst, verspüren, empfehle ich Ihnen, dieses kleine Mädchen tief in sich zu umarmen. Versichern Sie ihm, es ist in Sicherheit und Sie werden sich immer um es kümmern.

Jetzt beginnen Sie damit, die FATS-Gefühle der Angst, der Wut, der Anspannung und der Scham in Vergebung, Akzeptanz und Selbstvertrauen zu verwandeln. Indem Sie Ihrem inneren Mädchen viel Zuwendung, Umarmungen, Ermutigung und Liebe zukommen lassen, sind Sie für sich selbst die Eltern, die Sie beim Heranwachsen gebraucht hätten. »Es ist nie zu spät für eine glückliche Kindheit.« Ich mag diesen Spruch und halte ihn wirklich für treffend.

Wann immer Sie Angst, Ärger oder Wut, Anspannung oder Scham empfinden, sprechen Sie sich selbst die Affirmation zu: »Ich vergebe mir, akzeptiere mich und vertraue mir.« Sagen Sie es sich so oft, bis die Kraft dieser Überzeugung das Gefühl der Verunsicherung überwindet. Diese Aussage ist das wichtigste Konzept Ihres Heilungsprozesses. Bitte schreiben Sie diesen Satz auf eine Karte oder ein Blatt Papier und sehen Sie ihn sich möglichst oft an. Vielleicht hängen Sie ihn an den Badezimmerspiegel, an den Kühlschrank oder an Ihren Computermonitor.

Die folgenden Affirmationen können Sie in Ihren Heilungsprozess einbauen. Weiter vorne habe ich beschrieben, wie ich diese Affirmationen verwendet habe, um meine eigene Situation zu heilen. Und meine Klientinnen haben Kassetten mit Affirmationen aufgenommen und damit bemerkenswerte Erfolge erzielt. Ich lege es Ihnen sehr ans Herz, mithilfe Ihrer technischen Möglichkeiten ebenfalls Aufnahmen zu machen.

Affirmationen

Ich bin ein guter Mensch.

Heute darf sich mein Schmerz auflösen.

Jetzt gerade widerfährt mir Gutes.

Ich liebe das kleine Mädchen in mir.

Ich bin nach dem Bild Gottes erschaffen.

Ich kümmere mich sehr gut um mich selbst.

Ich verdiene das Beste, was das Leben zu bieten hat.

Ich bin vollständig und heil.

Ich erlaube mir, mich um meine Bedürfnisse zu kümmern.

Ich genieße es, für mich zu sorgen.

Gott will, dass ich zufrieden bin.

Meine Familie profitiert davon, wenn ich glücklich bin.

Ich bitte um Hilfe von anderen und nehme sie an.

Ich bin stark.

Ich glaube an meine Träume.

Ich kann alles erreichen, was ich sehen kann.

Heute unternehme ich Schritte, um meine Träume zu verwirklichen.

Es liegt bei mir, ob etwas daraus wird.

Ich nehme Herausforderungen an.

Ich bin kreativ.

Ich bin gut im Lösen von Problemen.

Ich habe einen gesunden Menschenverstand.

Ich bin ein erfolgreicher Mensch.

Ich verwalte meine Finanzen gut.

Ich umgebe mich mit liebevollen Menschen.

Ich erwarte und verdiene erfüllende Beziehungen.

Ich ziehe glückliche, gesunde Menschen in mein Leben.

Ich investiere in meine Zukunft.

Es fühlt sich gut an, für mich zu sorgen.

Ich belohne mich für meine Bemühungen.

Dies ist der perfekte Zeitpunkt, um auf meine Träume hinzuarbeiten.

Ich vertraue auf mein Urteilsvermögen und meine innere Stimme.

Ich bin intuitiv.

Ich verfolge den Weg, der für mich am besten ist.

Ich bringe meine Gefühle zum Ausdruck.

Ich bin einverstanden damit, ehrlich zu sein.

Ich befinde mich immer in guter Gesellschaft.

Ich bin sicher und geborgen.

Ich erwarte das Beste.

Jetzt wird mir viel Gutes geschenkt.

Ich pflanze Samen für meine Zukunft.

Ich genieße meine Erfolge.

Ich nehme Komplimente entgegen.

Ich gehe berechenbare Risiken ein.

Ich stelle eine Wunschliste auf – und sie wird erfüllt.

Alle meine Tagträume werden wahr.

Das Leben ist eine wundervolle Reise.

Mein Körper ist perfekt, gesund und heil.

In ihrem inspirierenden Klassiker »Gesundheit für Körper und Seele« erklärt Louise Hay die Kraft von Affirmationen als einen Weg, die Sucht nach Problemen aller Art loszulassen. Sie schreibt:

>>*Ich sage den Klienten:* ›*In Ihnen muss ein Bedürfnis nach diesem Zustand sein, sonst hätten Sie ihn nicht. Lassen Sie uns einen Schritt zurückgehen und an der Bereitwilligkeit arbeiten, sich von einem Bedürfnis zu lösen. Wenn das Bedürfnis verschwunden ist, werden Sie kein Verlangen mehr haben nach Zigaretten, nach zu viel Essen oder negativen Verhaltensmustern.*‹*
Eine der ersten nützlichen Erklärungen ist:* ›*Ich bin bereit, mich von dem Bedürfnis nach Widerstand, nach Kopfschmerzen, nach Verstopfung, nach Übergewicht, Geldmangel oder was auch immer, zu lösen.*‹ *Sagen Sie:* ›*Ich bin bereit, mich von dem Bedürfnis nach … zu lösen.*‹ *Wenn Sie schon an diesem Punkt Widerstand leisten, dann können auch die anderen Erklärungen nicht funktionieren.*<<

Ich bin sehr mit Louise Hays Ansatz einverstanden: Wenn Sie unter Fressattacken leiden, sollten Sie sich den dahinterliegenden Ursachen und Motiven zuwenden. Statt an den Vorrats- oder Kühlschrank zu gehen, empfehle ich Ihnen, einen Augenblick innezuhalten und sich zu fragen: »Bin ich gerade dabei, vor einem schwierigen Gedanken oder Gefühl davonzulaufen?« Schon beim Stellen der Frage werden Sie genug Haltung und Bewusstheit gewinnen, um einer möglichen Fressattacke Einhalt zu gebieten, bevor sie sich verselbstständigt.

Die Macht der Visualisierung

Ich bin schon immer eine Verfechterin der Macht der Visualisierung gewesen und habe damit in meinem eigenen Leben große Erfolge erzielt. Ich glaube jedoch nicht, dass Visualisierung durch irgendeine Art von Magie oder göttlicher Intervention wirkt – ich meine, sie wirkt, weil Sie Ihrem Ziel beharrlicher nacheifern, wenn Sie es sich bildlich vorstellen.

Noch bevor auch nur ein Manuskript von mir veröffentlicht war, stellte ich mir vor, wie mein Buch gedruckt vorlag. Mein inneres Bild davon war so detailliert, dass ich sogar das Verlagslogo von Bantam, einem großen Verlagshaus, darauf sah. Um meine Vision so real wie möglich zu machen, schnitt ich das kleine Logo, den Hahn, von allen meinen Bantam-Büchern aus und klebte sie an Stellen, wo ich sie oft sah: an den Spiegel, an die Kühlschranktür und ans Armaturenbrett meines Wagens. In meinen täglichen Meditationen sah ich mein Buch im Buchladen, mit meinem Namen und dem Bantam-Hahn auf dem Rücken. Ich arbeitete an diesem Bild, bis es mir selbstverständlich geworden war, und vertraute darauf, dass mein Manuskript sicher bei Bantam veröffentlicht würde, wenn ich genug Energie investierte. Nun, mein erstes Buch über das Sorgerecht wurde beinahe von Bantam gekauft, aber im letzten Augenblick entschieden sie, es nicht zu nehmen, weil sie schon ein anderes Buch über das Sorgerecht für Kinder im Programm hatten.

Mein nächstes Buch, »The Yo-Yo Syndrome Diet«, wurde von meinem Literaturagenten in einer Auktion versteigert. Bantam hatte geboten, aber ihr Gebot lag weit unter dem, was Harper & Row gesetzt hatten, und so ging der

Zuschlag an sie. (Später wurde es von Hay House wieder aufgelegt.)

Doch beim dritten Mal hatte ich Glück. Während meiner Lesereise für mein zweites Buch sprachen viele das Thema Schokolade und die Sucht nach Schokolade an. Meine Philosophie dazu hat zwei Aspekte: Erstens, die Gier nach Schokolade entsteht durch eine unausgewogene Ernährung und/oder psychische Themen (von denen wir bereits viele in diesem Buch besprochen haben). Zweitens, wenn Sie sich Schokolade völlig versagen, werden Sie sich beraubt fühlen und irgendwann in einem Heißhungeranfall Schokolade verschlingen. Besser ist es, ab und zu kleine Mengen fettarmer Schokolade zu sich zu nehmen. Ich hatte das Thema in meinem Buch nur kurz angesprochen und beschloss, mein drittes Buch über die Traumdiät des Schokoholikers zu schreiben.

Bantam gab das erste Gebot dafür ab, sodass ich die Gelegenheit ergriff, bei ihnen veröffentlicht zu werden. Als ich das Buch zum ersten Mal in einem Buchladen sah, stand es genauso da, wie ich es immer innerlich gesehen hatte: mit meinem Namen und dem kleinen roten Hahn auf dem Buchrücken. Es war ein großartiger Anblick für mich und bestätigte mir die Kraft der Visualisierungen. Ich war dem Bild innerlich treu geblieben, bis es sich verwirklichte!

Eines der besten Bücher über Visualisierung ist für mich »Die Kraft positiven Denkens« von Norman Vincent Peale. Eigentlich sind alle seine Bücher wundervoll, aber dieses befasst sich besonders mit dem Thema Visualisierung. Ich habe es vielen meiner Klientinnen empfohlen.

Wie bereits erwähnt, empfand ich auch »Gesundheit für Körper und Seele« von Louise Hay als sehr wertvoll, als ich daran arbeitete, die destruktiven Bilder, die ich im Hinblick auf Geld und Beziehungen in mir trug, zu bearbeiten. Dank dieses Buches habe ich meine inneren Bilder dahingehend abgeändert, dass ich ein Recht habe, im finanziellen Bereich und in der Liebe erfolgreich zu sein. Es hat mir sehr geholfen, das erfüllende Leben zu erschaffen, das ich heute genieße.

Sehen Sie sich selbst als schlank: Elaines Geschichte

Elaine war zu mir in die Psychotherapie gekommen, um abzunehmen. Sie war eine attraktive Frau mit einer hübschen Frisur und gutem Teint, und obwohl ihre Arbeit in einer Fabrik verlangte, dass sie Jeans und T-Shirt trug, sah sie immer gepflegt aus. Sie erzählte, in ihrer Abteilung sei sie die einzige Frau. Sie war 1,70 Meter groß und wog 106 Kilo. Im vorigen Jahr hatte sie an vier Schlankheitsprogrammen teilgenommen und jedes Mal einen guten Start beim Abnehmen, war jedoch nie unter 90 Kilo gekommen.

»Ich werde nie weniger als 90 Kilo wiegen«, erklärte sie mit fester Stimme. Die Art, wie Sie es sagte, ließ mich vermuten, dass diese Grenze durch eine Entscheidung Elaines entstanden war. Ich sagte jedoch nichts, weil sie mir zu diesem Zeitpunkt wahrscheinlich ohnehin nicht geglaubt hätte.

Stattdessen nahm Elaine an meinen normalen Therapiesitzungen für Übergewichtige teil. Es überraschte mich nicht, dass sie schon bald mit Leichtigkeit abzunehmen begann. Jede Woche widmeten wir uns schmerzhaften Erfahrungen aus ihrem Leben und lösten den Schmerz – und mit ihm schwanden auch die Pfunde.

Und dann geschah es: Sie erreichte 91 Kilo und blieb dort. Anderthalb Monate lang fluktuierte ihr Gewicht zwischen

91 und 92 Kilo. Als wir beide allmählich befürchteten, dass ihre Motivation bald nachlassen würde, half ich ihr zu erkennen, dass sie nicht unter die 90-Kilo-Marke kam, weil sie sich selbst nicht darunter sehen konnte.

Ich bat Elaine, die Augen zu schließen, um alle Ablenkungen auszuschalten. Dann forderte ich sie auf, sich vorzustellen, wie sie auf ihrer Waage stand. Wir machten das Bild möglichst lebendig. Ich bat sie, mir alles zu beschreiben, was sie innerlich sah. Sie berichtete, sie stehe in Unterwäsche und barfuß auf der Waage; das Metall unter ihren Füßen fühle sich kühl an, und das Toilettenpapier sei fast alle.

Dann bat ich sie, zu sehen, welches Gewicht die Waage anzeigte.

»92 Kilo«, erwiderte sie.

»Gut, jetzt stellen Sie sich vor, wie sich diese Zahl verändert. Malen Sie sich aus, dass die Waage 91 anzeigt.«

»Ja, gut«, erwiderte Elaine.

»Okay. Und jetzt 90.«

Nach einem Augenblick sagte Elaine: »Ja, jetzt ist sie bei 90.«

»Wunderbar. Und wir machen weiter. Stellen Sie sich vor, die Anzeige ist jetzt auf 89 Kilo.«

Stille.

»Können Sie die 89 erkennen, Elaine?«, hakte ich nach.

»Hm …, nicht wirklich.« Elaine rang offensichtlich mit sich. Sie öffnete die Augen. »Jedes Mal, wenn ich 89 sehe, springt die Zahl wieder zurück auf 90!«

»Schon gut«, beruhigte ich sie. »Versuchen wir es noch einmal. Wenn Sie die Augen schließen, nehmen Sie erst einmal ein paar tiefe Atemzüge …«

Wir arbeiteten den ganzen Rest der Stunde an diesem inneren Bild. Elaine brauchte sogar noch die nächste Sitzung, bis Sie sich innerlich mit weniger als 90 Kilo Gewicht sehen und das Bild aufrechterhalten konnte. Als sie fähig war, die Anzeige der Waage innerlich klar und beständig mit 89 zu sehen, entwickelte sich ihr Gewicht entsprechend. Eine Woche später kam sie aufgeregt zu unserer Sitzung und zeigte mir ein Polaroidbild ihrer Badezimmerwaage – darauf zwei nackte Füße und die rote LED-Anzeige mit 89 Kilo! »Genau wie in der Visualisierung!«, sagte sie begeistert.

Erst als Elaine sich vorstellen konnte, weniger als 90 Kilo zu wiegen, war sie fähig, diese Grenze zu »knacken«. Zuvor war sie davon überzeugt, bei 90 Kilo bleiben zu müssen, und ihr Unterbewusstsein sorgte dafür, dass sich ihre Überzeugung bestätigte. Sie sehen, die Macht der Visualisation ist keine Zauberei; unsere Überzeugungen und Entscheidungen haben einfach eine enorme Kraft.

Elaine hatte beschlossen, dass sie nicht unter 90 Kilo kommen könne. Sooft sie sich diesem Punkt näherte, dachte sie: »Ach, was soll's?!«, und wurde lasch in ihren Bemühungen. Dann ließ sie den Sport ausfallen, aß wieder Blauschimmelkäse-Dressing zum Salat und nahm dementsprechend nicht weiter ab.

Natürlich war es auch nicht hilfreich gewesen, dass eine der sogenannten »Beraterinnen« aus ihrem Diätclub (unausgebildetes Verkaufspersonal, das in weißen Kitteln umherlief) Elaines Überzeugung noch bestätigt hatte: »Die 90 Kilo sind offensichtlich Ihr natürliches Gewicht«, hatte sie gemeint. »Vielleicht liegt es an Ihren Genen.« Dadurch verankerte sich der Gedanke in Elaine noch fester, sie werde ihr Wunschgewicht von 70 Kilo ohnehin nie erreichen.

Das ist, als hätte jemand sein ganzes Leben lang gehört: »Du wirst nie Erfolg haben, aus dir wird nie was.« Angenommen, diese Person will einen Universitätsabschluss machen. Weil sie der Überzeugung ist, dass sie ihre Ziele nie erreichen kann, wird sie kurz vor dem Abschluss irgendetwas tun, das sie davon abhält – heiraten, schwanger werden, umziehen, sich eine Arbeit suchen – und ihr einen guten Grund liefert, weshalb sie ihr Ziel nicht erreichen konnte.

Elaines Idee, es liege wohl an ihren Genen, dass sie nie weniger als 90 Kilo wiegen könne, entspricht genau derselben Dynamik. Sie kam ihrem Ziel nahe und brach dann ab. Als ich ihr half, ihr mentales Bild zu verändern, entstand eine neue Erwartung in ihr, sodass sie sich anders verhalten konnte.

Sie verdienen es, die ersehnte Figur zu haben

Eine der Barrieren, auf die Elaine traf, lag in dem Gefühl, sie verdiene es nicht, ihr Ziel zu erreichen. Sie war bei etwa 80 Kilo angelangt, als sie die Angst entwickelte, wieder zuzunehmen. Warum? Da jedes unnötige Pfund Körpergewicht einem Pfund Schmerz entspricht, erkundeten wir, warum sie meinte, kein normales Körpergewicht haben zu dürfen.

Wie erwähnt, arbeitete Elaine in einer ansonsten rein männlich besetzten Abteilung. Wir redeten über Ihre Gefühle hinsichtlich männlicher Aufmerksamkeit. Schnell wurde deutlich, dass es für Elaine ein Problem darstellte. Sie fürchtete sich vor bewundernden Blicken und Komplimenten über ihre bessere Figur.

Elaine gehörte zu dem Typ Frau, die trotz ihres Übergewichts noch eine tolle Ausstrahlung haben und sexuell attraktiv sind. Sie war wie Mae West mit rotbraunem

Haar – inklusive Schlafzimmerblick und dunkler Stimm-
lage –, und die Männer reagierten entsprechend auf sie. Das
machte sie starr vor Angst.

Wir fanden heraus, dass sie sich für ihre natürliche Anziehung auf Männer schuldig fühlte. Um die Ursache dafür zu
ergründen, fragte ich Elaine nach all den Situationen, wo
sie dieses Schuldgefühl empfunden hatte. Schritt für Schritt
gingen wir zurück durch viele Jahre, in denen andere Frauen
sie beneidet hatten, weil sie alle Männer haben konnte, die
sie wollte. Aber die Wurzel ihres Schuldgefühls fanden wir
hier nicht.

Schließlich entdeckten wir sie in ihrer Kindheit. Elaine
hatte als Kind eine enge Beziehung zu ihrem Vater gehabt.
Sie waren oft gemeinsam unterwegs gewesen und ihr Vater
hatte sie wie eine Erwachsene behandelt. Er redete über alles
mir ihr: seine Arbeit, seine Träume, seine Freundinnen.

»Seine Freundinnen?«, unterbrach ich Elaines Erzählung.
»Waren Ihre Eltern nicht vierzig Jahre verheiratet gewesen,
als er starb?«

»Ja, aber er hatte immer Freundinnen. Ich weiß nicht, ob
meine Mutter davon wusste, aber mein Vater erzählte mir
von jeder einzelnen«, berichtete sie mit einer Gri-masse.
»Manchmal nahm er mich sogar mit zu seinen Verabre-
dungen. Wahrscheinlich lieferte ich ihm einen Vor-wand,
das Haus zu verlassen.«

Elaine und ich fanden heraus, dass sie sich damals zwar
geehrt gefühlt hatte, Papas Liebling und seine Vertraute zu
sein; doch emotional war sie gar nicht in der Lage gewesen, damit umzugehen. Jede seiner Freundinnen hatte
demselben Typ entsprochen, erinnerte sie sich: füllig, mit
üppigen Frisuren. Zu dritt gingen sie in ein Restaurant, ins

Kino oder zu den Freundinnen nach Hause. Die Auserwählte versuchte dann oft, Elaines Zuneigung zu gewinnen, aber Elaine hatte eigentlich nur Verachtung und Mitleid für sie. Immerhin bedrohten diese Ladys den Platz ihrer Mutter in ihrem Leben.

Elaine hatte nie jemandem von den Affären ihres Vaters erzählt. Als sie dann größer wurde, realisierte sie irgendwann mit Entsetzen, dass ihr eigener Körper ähnlich füllig war wie bei den Freundinnen ihres Vaters. Und als sie nun zu Rendezvous eingeladen wurde, war ihr Schrecken noch größer. Das war die Zeit, als sie zuzunehmen begann.

Sobald Elaine abnahm, wurde ihre von Natur aus attraktive Figur wieder sichtbarer. Die Männer bemerkten sie und lösten damit ihre Schuldgefühle und Ängste aus. Es widerte sie an, wenn die Männer in ihrer Abteilung Bemerkungen über ihren schlanker werdenden Körper machten, obwohl sie zum größten Teil verheiratet waren.

»Es ist, als wäre ich eine der Freundinnen meines Vaters«, musste sie sich schließlich eingestehen. Sobald sie erkannt hatte, wie ihr Schmerz und ihre Pfunde miteinander verknüpft waren, konnten wir ihren Schmerz bearbeiten und lösen. Elaine begriff, warum sie sich keinen schlanken, normal schweren Körper zugestehen konnte. Sie erkannte, weshalb ihr männliche Aufmerksamkeit so unangenehm gewesen war und ihr die eigene Attraktivität Schuldgefühle einflößte. Sie veränderte auch ihr inneres Bild ihres Gewichts und konnte sich jetzt vorstellen, dass ihre Waage 70 Kilo anzeigte.

Nach zwei Monaten hatte sie dieses Ziel verwirklicht. Elaine fürchtete nun keine Gewichtszunahme mehr und lernte, mit der Aufmerksamkeit der Männer selbstsicher umzugehen. Unangemessenen Annäherungen wurde über die offiziellen Kanäle der Firma nachgegangen, und harmlosere Formen männlicher Zuwendung konnte sie als normalen Bestandteil des Lebens einer Frau zuordnen. Elaine lernte, dass hübschen Frauen eben manchmal nachgepfiffen wird – und dass sie es manchmal sogar genießen können.

Wie sieht Ihr Selbstbild aus?

Es gibt den alten, wohl überaus wahren Spruch: »Gott hätte uns nicht die Fähigkeit verliehen zu träumen, ohne uns auch die Fähigkeit zu geben, unsere Träume zu verwirklichen.« Ich denke, wir alle wissen tief in uns, was unser gottgegebener Traum ist und wie unser Selbst ist – und zwar in jedem Bereich: Aussehen, Lebensstil, Beschäftigung und Persönlichkeit.

Wie würde Ihr »Traum-Ich« sein? Wenn Sie sich ändern und alles sein könnten, was Sie wollen: Wie wäre das? Wie würden Sie aussehen? Wie würden Sie sich verhalten? Welche Art von Arbeit würden Sie anstreben? In welcher Art von Haus würden Sie leben?

Dieser Traum ist der »Werkplan«, die Blaupause Ihres gottgegebenen Traumlebens. Sie können sich entscheiden, Ihre gegenwärtige Situation völlig umzumodeln oder nur ein bisschen anders zu arrangieren. Ich persönlich habe mithilfe meines Werkplans ein paar gewaltige Umbauten gemacht, und das hat mir das Leben gerettet.

Wenn Sie Ihre Aufgabe, Ihren Lebenszweck nicht erfüllen, lastet ein Druck auf Ihnen und sie spüren ein Unwohlsein. Es fühlt sich einfach nicht richtig an. In meinem Fall hatte ich ein Gefühl der Dringlichkeit: Ich fürchtete, zu sterben, bevor ich das getan hatte, was meiner Bestimmung entsprach. Diese emotionale Spannung hat mir viel Bauch-schmerzen bereitet, das können Sie mir glauben. Der Druck, nicht meinem Werkplan entsprechend zu leben, fraß mich fast auf!

Als ich auf die richtige Spur gelangte und anfing, meinem inneren Plan zu folgen – Psychologin und erfolgreiche Autorin zu werden, eine attraktive Figur und eine gute Beziehung zu haben und in der Nähe des Wassers zu leben –, fühlte ich mich, als wollte ich den Mount Everest erklimmen. Ich hatte keine Ahnung, ob ich es bis zum Gipfel schaffen würde, aber ich wusste, ich musste es probieren!

Neben meinen täglichen Affirmationen und Visualisierungen half es mir besonders, all meine Wünsche aufzuschreiben. Eine von mir hoch geschätzte Professorin hatte uns in ihrem Kurs aufgefordert, unsere Wünsche zu notieren. Ich reihte alles auf, was mir einfiel, und fühlte mich wie ein Kind im Spielzeugladen. Dann legte ich die Liste weg und dachte nicht mehr daran.

Etwa 3 Jahre später fand ich sie zwischen meinen Papieren. Dreimal dürfen Sie raten, was geschehen war! Ich hatte alles erreicht, was ich aufgeschrieben hatte: von einem exotischen Urlaub über mein Auto, meinen Studienabschluss, die Veröffentlichung meines Buches, bis hin zur Verbesserung meiner Beziehung zu meinen Söhnen. Mein Leben entsprach genau dem, was ich auf diesen »Wunschzettel« geschrieben hatte.

Die Wirksamkeit und Macht, die eigenen Ziele aufzuschreiben, ist inzwischen wissenschaftlich nachgewiesen. Der körperliche Akt des Schreibens und der Anblick der Worte auf dem Papier aktivieren mehr Gehirnzellen als beim bloßen

Nachdenken. Die Ziele prägen sich besser dem Gehirn ein und Ihr Verhalten passt sich Ihrer Erwartung an, diese Ziele auch zu erreichen.

Ich weiß, dass es schwierig, manchmal sogar schmerzhaft ist, das eigene Leben zu verändern. Ich bin selbst einen langen, harten Weg gegangen, habe mich oft entmutigt gefühlt und wollte aufgeben. Aber der Druck tief in mir trieb mich immer wieder vorwärts. Dieser Druck war Gott, der mich drängte, seine Mission, seinen Plan, seine Aufgabe für mich zu erfüllen. Er wünscht sich das von jedem von uns!

Sobald der Druck nachlässt, weil Sie Ihrem wahren Weg folgen, wird Ihr Appetit auf Essen auf natürliche Weise nachlassen. Sie werden abnehmen und merken, dass die Veränderungen Ihrer Figur und Ihres Körpers zu neuen Erfahrungen führen, von denen manche anstrengend sein mögen; die meisten sind jedoch sehr angenehm.

Wahrscheinlich werden sich auch Ihre Beziehungen entwickeln. Sie werden wie ein Raum sein, der seit Jahren verschlossen war, nun aber für Sonnenlicht und frische Luft geöffnet wird. In diesem Licht werden Sie merken, dass einiges entstaubt, gesäubert und repariert werden muss, aber es wird Sie auch zu vielen schönen Ausblicken, Erfahrungen und Erkenntnissen führen. Sie werden vielleicht feststellen, dass das Licht einige Menschen in Ihrem Leben abschreckt, die sich verzweifelt an negative Überzeugungen klammern. Eventuell müssen Sie sich von einigen Menschen verabschieden, die darauf bestehen, in der Dunkelheit zu leben, denn diese werden Sie nur bedrücken.

Wenn Sie aufhören, zu viel zu essen, werden Sie sich möglicherweise auch schmerzhafter Situationen bewusst, unter denen Sie leiden. Für viele Menschen ist Essen ein Weg, die bewusste Wahrnehmung einer schwierigen Ehe, einer öden Arbeit, finanzieller Probleme oder Familienquerelen zu vermeiden. Verbannen Sie das exzessive Essen aus Ihrem Leben, dann bemerken Sie alles um sich herum stärker, das Gute wie das Schlechte. Es wird Zeiten geben, in denen Sie sich versucht fühlen, wieder zum übermäßigen Essen zurückzukehren. Um dies zu vermeiden, sollten Sie sich am besten über die dahinterstehenden Motive klar werden. Sobald Sie merken, dass Ihre alte Gewohnheit zurückkehrt, fragen Sie sich: »Warum esse ich das?« Wie bereits mehrfach erwähnt, kann Ihnen schon diese Frage helfen, wieder bewusst zu werden. Sie erlangen automatisch mehr Kontrolle über Ihr Verhalten, wenn Sie sich aufrichtig Ihre Motive und Absichten eingestehen.

Denken Sie daran: Mit jedem Bissen, den Sie in den Mund stecken, fassen Sie einen Entschluss, welche Art von Körper Sie haben werden. Entscheiden Sie sich, viel zu essen – womöglich auch noch fettreiche Nahrungsmittel –, dann wählen Sie eine fettreiche Figur. An dem Tag, da Sie aufhören, Ihrem Mann, Ihren Kindern, Ihrem Tagesplan, Ihrer Arbeit, Ihren Finanzen, Ihren Genen, Ihrer Schilddrüse, Ihrem Stoffwechsel oder Ihrem Alter die Schuld an Ihrem Gewicht zu geben, werden Sie zugleich anfangen abzunehmen und das niedrigere Gewicht auch halten.

Ich verstehe, wie verlockend es ist, den äußeren Umständen die Schuld zuzuschieben. Ich hatte eine wunderbare Entschuldigung, dick zu bleiben: Immerhin hatte ich zwei Kinder geboren und stammte aus einer Familie mit vielen übergewichtigen Frauen. Ich entschied mich jedoch, diese Ausreden nicht zu meiner Wirklichkeit zu machen. Voller Freude kann ich auch berichten, dass in den letzten Jahren

sowohl meine Mutter als auch meine Großmutter auf eine
fettfreie Ernährung umgestiegen sind. Wir haben mit den
Schuldzuweisungen aufgehört und die Verantwortung für
unseren Körper akzeptiert.

Die Entscheidungskompetenz für Ihr Gewicht liegt bei
Ihnen. Sie sitzen am Steuer. Doch die Frage ist: Empfinden
Sie es als Last oder als Freiheit, für das Gewicht Ihres Körpers voll und ganz verantwortlich zu sein? Ist es für Sie ein
schwerer, bedrückender Gedanke oder eine befreiende, ent-
lastende Idee? Da sich unsere Gedanken in unserem Körpergewicht widerspiegeln, ist es sinnvoll, die Situation als
Chance zu betrachten. Die Wahl steht Ihnen frei!

12

Kann Therapie helfen?

»Von den vielen destruktiven Worten, die allgemein gebräuch-
lich sind, gehört das Wort ›unmöglich‹ zu den mächtigsten.
Durch die Verwendung dieses einen Wortes haben mehr
Menschen versagt als durch irgendein anderes.«

NORMAN VINCENT PEALE

Nach meiner Überzeugung kann allen Menschen, die Missbrauch erlebt haben – vor allem sexuellen Missbrauch –,
eine angemessene Psychotherapie helfen. Die Arbeit mit
einem Therapeuten kann folgende positiven Wirkungen
zeigen:

- Mehr Selbstakzeptanz
- Größere Selbstliebe
- Besserer Schlaf, mit weniger Albträumen und/oder
  Anfällen von Schlaflosigkeit
- Reduzierter Drang, zu viel zu essen, zu trinken oder
  anderen Süchten nachzugehen
- Weniger Beziehungsprobleme, Streit oder Reizbar-
  keit
- Besseres Geschick, einen passenden Liebespartner
  auszusuchen

- Erhöhte Konzentrationsfähigkeit
- Höhere Motivation, sich gut um sich zu kümmern
- Gefühl einer besseren Struktur und Organisiertheit im Alltag
- Gelassenheit im Hinblick auf sich selbst und generell auf das Leben
- Entspanntere Eltern-Kind-Beziehungen
- Mehr Erinnerungsvermögen und Verständnis für die eigene Kindheit
- Hellere Wahrnehmung der Gefühle von Freunden oder Verwandten

Dies ist nur eine Auswahl. Eine angemessene Psychotherapie sollte folgende Kriterien erfüllen:

1. Der Therapeut sollte in der Arbeit mit sexuellem Missbrauch erfahren sein.
Immer mehr Experten spezialisieren sich auf diesen Bereich, weil er eine Menge Fachwissen erfordert. [In Deutschland können Sie sich unter anderem an die im Anhang aufgeführten Institutionen wenden, um sich entsprechend geschulte und kompetente Therapeuten empfehlen zu lassen. (Anm. d. Übers.)]
Wichtig: Lassen Sie nie eine psychologisch unqualifizierte Person tief in Ihre psychischen Themen eintauchen. Diese Leute mögen sich »Berater« nennen und bester Absicht sein, doch sie können viel Schaden anrichten. Ihnen fehlen oft die Ausbildung, die Erfahrung und die Fähigkeit, um die Probleme ihrer Klienten klar von ihren eigenen Geschichten zu trennen.

2. Überprüfen Sie beim ersten Treffen mit einem Therapeuten,
ob Sie sich diesem Menschen ganz öffnen mögen.
Stellen Sie sich Fragen wie: »Mag ich diese Person als
Mensch? Habe ich das Gefühl, ganz offen sein zu können?
Sind ihre Äußerungen frei von Urteilen und Bewertungen?
Schreibt sie mir vor, was ich tun soll, oder lässt sie mir Zeit,
zu eigenen Entscheidungen zu kommen?«
Machen Sie sich keine Sorgen, wie es auf den Therapeuten
wirken könnte, falls Sie ihn nicht wieder konsultieren. Therapeuten wissen, dass nicht jeder zu jedem passt und dass
sie nicht mit jedem Menschen eine gleich gute Verbindung
haben. Therapeuten nehmen es nicht persönlich, wenn Klienten sich erst einmal bei verschiedenen Fachleuten kundig
machen und sich vielleicht für die Behandlung bei einem
Kollegen entscheiden. Und im Übrigen: Wer es dennoch
persönlich nimmt, ist höchstwahrscheinlich sowieso kein
Therapeut, von dem Sie sich »helfen« lassen möchten.

3. Im Rahmen der Behandlung von sexuellem Missbrauch gibt
es drei Typen von Therapeuten:
Zum ersten Typ gehören jene, die keine oder wenig Erfahrung mit sexuellem Missbrauch haben und entweder
die Bedeutung dieses Traumas herunterspielen, das Thema
ganz vermeiden oder wenig hilfreiche Ratschläge erteilen.
Fragen Sie Ihren potenziellen Therapeuten, wie viele Fälle
von sexuellem Missbrauch er schon behandelt hat, und
hören Sie genau zu, wie er die Frage beantwortet.

Der zweite Typ verallgemeinert, sämtliche Frauen mit Essstörungen seien sexuell missbraucht worden. Halten Sie sich
von diesen Therapeuten fern – sie arbeiten mit vereinfachten

Stereotypen und behandeln alle ihre Klienten auf dieselbe Weise. In diese Sparte gehören auch die Therapeuten, die Klienten dazu bringen, »falsche Erinnerungen« zu produzieren. Sie ermutigen ihre Klientinnen, zu sagen, sie seien von ihren Eltern missbraucht oder belästigt worden. Dies kann zu irreparablen familiären Schäden führen. Sie können solche Therapeuten leicht erkennen: Sie sagen Ihnen auf die Stirn zu, Sie seien sexuell missbraucht worden, ohne dass Sie selbst auch nur ein Wort darüber verloren haben. Wechseln Sie dann sofort den Therapeuten!

Der dritte Typ ist erfahren und hat eine offene Einstellung. Diese Therapeuten hören gut zu und helfen Ihnen, mit Ihrem emotionalen Schmerz umzugehen, ohne Sie in eine bestimmte Richtung zu drängen. Sie unterstützen Sie emotional, während Sie erzählen, was Ihnen widerfahren ist. Dies ist die beste Art von Therapeut für Sie. Suchen Sie so lange, bis Sie einen solchen Experten gefunden haben.

Frauen, denen sexueller Missbrauch widerfahren ist, wählen lieber Therapeutinnen, weil sie es unangenehm finden, mit einem männlichen Therapeuten über intime Details zu reden. Ich kenne durchaus auch Männer in meinem Kollegenkreis – teilweise persönlich –, die hoch qualifiziert mit Opfern von sexuellem Missbrauch arbeiten. Doch sie sind sich sehr bewusst, dass sie von vielen Frauen gemieden werden, wenn es um dieses Thema geht, und haben Verständnis dafür.
In den zwei psychiatrischen Frauenkliniken, in denen ich gearbeitet habe, bestand das Personal zu 95 Prozent aus Frauen. Die wenigen Männer versuchten nach Kräften,

den Patientinnen zu helfen, ihr Vertrauen in Männer aufzubauen, aber ab und zu gab es trotzdem Probleme. Einmal befand sich beispielsweise einer der Krankenpfleger auf der Toilette und urinierte, wie unter Männern üblich, im Stehen. Eine Patientin öffnete versehentlich die Tür und sah den Penis des Krankenpflegers. Sie wurde vor Schreck und Scham fast ohnmächtig; das Ereignis berührte viele problematische Themen in ihr, die mit ihrem Missbrauch zusammenhingen.

Zur finanziellen Seite: Die meisten Krankenkassen bezahlen zumindest einen Teil der Therapiekosten. Viele Therapeuten bemühen sich auch, ein Arrangement zu finden, das zu Ihren Einkommensverhältnissen passt, zumal sie wissen, dass zu viel finanzieller Druck Ihre Lebenssituation wahrlich nicht verbessert. Zu meiner persönlichen »Politik« gehörte es, neben meinen anderen Klienten immer zwei unentgeltlich zu behandeln. Es war meine Art, etwas zurückzugeben und auch Menschen zu helfen, die sich sonst keine Therapie leisten konnten.

Ist einer stationären oder aber einer ambulanten Behandlung den Vorzug zu geben? Die meisten Krankenkassen wollen, dass Sie es zuerst mit einer ambulanten Therapie versuchen, bevor sie die Kosten für einen Klinikaufenthalt übernehmen. Ich sehe das auch so. Nach meiner Ansicht sollte man bei jeder Art von medizinischer Versorgung möglichst den geringsten Eingriff wählen. In eine Klinik müssen vor allem jene Menschen ...

- die selbstmordgefährdet sind und rund um die Uhr überwacht werden müssen;

- die Halluzinationen oder andere ernste Bewusst-
  seins- oder Wahrnehmungsstörungen haben;
- deren familiäre oder berufliche Lebenssituation sie
  krank macht und die von ihrem gewohnten Lebens-
  umfeld getrennt werden müssen, um gesund zu
  werden.

Ein Klinikaufenthalt hat gewisse Vorteile, vor allem für
Missbrauchsopfer die esssüchtig sind. Sollten Sie versuchen,
Ihre Erinnerungen an den sexuellen Missbrauch während
der Mittagspause bei Ihrem Therapeuten zu bearbeiten, ist
es eher nicht so leicht, sich einzulassen, weil Sie in einer einigermaßen guten Verfassung wieder an Ihren Arbeitsplatz
zurückkehren wollen. In einer psychiatrischen Klinik brauchen Sie sich über solche Rücksichten keine Gedanken zu
machen. Sie können tief in Ihre Emotionen eintauchen und
dranbleiben, bis Sie die Themen bearbeitet haben.
In psychiatrischen Kliniken, die auf Fälle von sexuellem
Missbrauch und Essstörungen spezialisiert sind, wird außerdem Ihr Essverhalten überwacht. Bei Patientinnen mit
Kontrollproblemen führt das zwar unter Umständen zu
Widerstand; trotzdem dient es einem guten Zweck. All
die Erinnerungen und Emotionen, die durch übermäßiges
Essen verdrängt wurden, werden dichter an die Oberfläche treten. Die Situation in der Klinik kann Ihnen insofern
helfen, Zugang zu wichtigen Gefühlen und Gedanken zu
bekommen.
Sie können diese intensive Behandlung auch selbst organi-
sieren, indem Sie neben einer Therapie bei einem nieder-
gelassenen Therapeuten zu Overeaters Anonymous (O.A.)
gehen und sich dort mit einem sogenannten Sponsor zusam-

mentun (Kontakte im deutschsprachigen Raum unter www. overeatersanonymous.de). Diese Kombination kann Ihnen helfen, zu vielen verdrängten Erinnerungen und Gedanken Zugang zu finden.

Die O.A.-Meetings und der Kontakt mit dem Sponsor unterstützen Sie beim Beobachten Ihrer Essgewohnheiten und Vermeiden »gefährlicher« Nahrungsmittel. Wenn Sie Ihr Essverhalten besser steuern können, sind Sie eher in der Lage, mit Ihrem Therapeuten an tieferen Themen zu arbeiten.

Es ist wichtig, dass die O.A.-Meetings zu Ihrer Persönlichkeit und Ihrem Lebensstil passen. Schauen Sie sich möglichst verschiedene Gruppen an, bevor Sie sich entscheiden, zu welcher Sie regelmäßig gehen möchten. Achten Sie darauf, dass die Gruppenmitglieder gesund sind und nicht nur zusammenkommen, um sich gegenseitig etwas vorzujammern. Ein gutes Merkmal ist es, wenn mindestens drei oder vier der Gruppenmitglieder seit über einem Jahr nicht mehr zwanghaft zu viel essen. (Am Anfang jedes Treffens geben jene, die seit längerer Zeit enthaltsam sind, ihren Erfolg bekannt.)

Zum Abschluss der Meetings heben jene die Hand, die sich als Sponsorinnen zur Verfügung stellen, das heißt, sie sind bereit, jeden Tag mit Ihnen zu sprechen, ob am Telefon oder persönlich. Dieser Person erzählen Sie, was Sie essen wollen, um einen konkreten Essensplan zu entwickeln, statt sich impulsiv zu überessen. Anfangs empfinden es viele als unangenehm, auf eine Sponsorin zuzugehen, und fürchten sich ein wenig vor dem Prozess. Manche zögern lange und warten auf die »perfekte« Person. Doch die Beziehung zu einer Sponsorin kann Esssüchtigen wirklich helfen, ihr

Muster zu durchbrechen. Holen Sie also tief Luft und gehen Sie auf eine der Sponsorinnen zu, geben Sie ihr die Hand und sagen Sie einfach: »Ich brauche eine Sponsorin.« Die betreffende Person wird dann wissen, was zu tun ist.

Es ist wichtig, einen Sponsor zu wählen, der sich seit mindestens eineinhalb Jahren nicht mehr zwanghaft übergessen hat, besser noch länger. Wählen Sie immer eine Person Ihres Geschlechts und lassen Sie sich nichts anderes einreden. Die Themen von Männern und Frauen sind in dieser Hinsicht einfach zu verschieden, als dass eine Person des anderen Geschlechts langfristig hilfreich sein könnte.

Neuere und alternative Behandlungsmethoden

Eye Movement Desensitization and Reprocessing (EMDR) ist eine therapeutische Methode, die besonders zur Behandlung von Traumata geeignet ist. Dabei werden eine Reihe von bestimmten Augenbewegungen, Klängen und Klopfmuster angewandt, während sich der Betroffene auf seine traumatische Erinnerung konzentriert. Wissen-schaftliche Untersuchungen haben ergeben, dass EMDR die emotionalen Auswirkungen von Traumata stark reduziert. Über den Fachverband können Sie einen entsprechend ausgebildeten Therapeuten in Ihrer Nähe ausfindig machen (www.emdria.de).

Somatic Experiencing (SE) stellt eine weitere wirksame Methode zur Behandlung traumatischer Erfahrungen dar. SE beruht auf der Annahme, dass die traumatischen Erinnerungen nicht nur im Geist, sondern auch im Körper gespeichert, gewissermaßen eingefroren sind. In einer sicheren Umgebung begleitet der SE-Anwender den Betroffenen dabei, sich auf jene Bereiche des Körpers zu konzentrieren, wo die traumatischen Erinnerungen sitzen. Der Klient lässt diese dann sozusagen langsam und behutsam wegschmelzen und genießt danach eine größere emotionale und körperliche Bewegungsfreiheit, die es den traumatisierten Personen erlaubt, sich in Situationen wieder freier entscheiden zu können, statt in den automatisierten Reaktionen der posttraumatischen Belastungsstörung, der Angst und der Wut gefangen zu bleiben. Einen SE-Anwender finden Sie unter www.somatic-experiencing.de.

Andere erprobte Systeme zur Unterstützung

Nicht jeder, der abnehmen will, benötigt eine intensive Therapie. Manche Menschen brauchen nur ein wenig Unterstützung, um ihre Ess- und Bewegungsgewohnheiten zu ändern. Einige Menschen, die mich als Therapeutin konsultierten, habe ich sogar wieder fortgeschickt, weil einfach keine entsprechenden Probleme vorlagen. Ich habe sie an Organisationen wie Weight Watchers verwiesen, weil sie dort mit ihrem Anliegen besser aufgehoben waren.

Wenn keine Art von Missbrauch vorliegt, gelingt es vielen Menschen, mit dem Weight-Watchers-Programm erfolgreich abzunehmen und schlank zu bleiben. Mir sagt es zu, dass sie keine aggressive Werbung machen. Zwei Aspekte heben dieses Programm gegenüber anderen Diät-Organisationen hervor: Die Berater tun nicht so, als wären sie Psychotherapeuten, und sie bieten eine ausgewogene Ernährung an (auch wenn sie für meinen Geschmack teilweise zu viel Natrium und Süßstoffe enthält). In der Weight-Watchers-Gruppe werden Themen des Lebensstils besprochen, ohne zu tief in Psychologisches einzutauchen, und in ihren Gruppenforen können sich die Betroffenen über ihre hart erarbeiteten Erfolge und ihre Schwierigkeiten austauschen.

Ein anderes Extrem bilden die krankhaft fettleibigen Menschen, die sich für eine bariatrische Operation (chirurgische Verkleinerung der Magenkapazität) entscheiden, um abzunehmen – ein wirklich radikaler Ansatz. Er birgt dieselben Risiken wie jede große Operation, bis hin zu Infektions- oder gar Todesgefahr.

Ein kalifornisches Unternehmen namens Comprehensive Weight Management beauftragte mich, ein psychologisches Programm zur Verhaltensänderung für Patienten zu entwerfen, die sich einer bariatrischen Operation unterzogen hatten. Zuerst stand ich diesem Verfahren sehr, sehr skeptisch gegenüber, weil ich jemanden kannte, der 10 Jahre zuvor nach einer solchen Operation gestorben war. Nach einiger Recherche musste ich jedoch zweierlei anerkennen: Zum einen hat sich diese Operation in den letzten Jahren stark verändert und ist inzwischen sogar vom Gesundheits- amt bei krankhafter Fettleibigkeit (ca. 50 und mehr Kilo Übergewicht) als »brauchbare Option« anerkannt. Das heißt, die gesundheitlichen Risiken dieser Operation sind stark gesunken. Viele Ärzte meinen darüber hinaus, die gesund heitlichen Gefahren starker Fettleibigkeit seien höher als die einer solchen Operation.

Noch bedeutsamer waren für mich jedoch die persönlichen Erfahrungen, von denen mir die Frauen berichteten, welche die Operation hinter sich hatten. Sie waren so dankbar, dass ihnen dieser Eingriff ermöglicht worden war. Immer wieder hörte ich Geschichten von Frauen, die so fettleibig waren, dass es sie fast bewegungsunfähig machte. Sie konnten weder arbeiten noch mit ihren Kindern spielen, noch mit ihren Männern Sex haben. Viele Möglichkeiten, das Leben zu genießen, waren ihnen versagt. Und sie konnten sich nicht vorstellen, es noch einmal mit einer traditionellen Diät zu probieren, denn selbst wenn es funktionierte, würde es 3 Jahre dauern, all das Gewicht loszuwerden.

Mit der Operation hatten sie sich gezwungen, eine Entscheidung zu treffen, denn danach hatten sie keine andere Wahl, als sehr kleine Portionen zu essen. Sämtliche Frauen durchliefen vor und nach der Operation eine intensive Psychotherapie, in der jahrelang aufgestaute Emotionen und Erinnerungen zum Vorschein kommen durften. In der Klinik erhielten sie darüber hinaus Unterstützung durch einen Psychologen und mein Verhaltensprogramm.

Ja, meine Einstellung zu bariatrischen Operationen hat sich durch den Kontakt mit diesen Patientinnen sehr verändert. Ich habe sie oft sagen hören: »Ohne diese Operation wäre ich an meinem Fett gestorben. Ich musste gezwungen werden, nur noch wenig zu essen, um mit den Gefühlen in Kontakt zu gelangen, deretwegen ich so viel gegessen habe.« Es ist schon richtig, dass jeder, der 50, 90 oder mehr Kilo Übergewicht hat, eine radikale Intervention braucht, um die Aussicht auf ein normales Leben zu haben. Ich hoffe, dass bariatrische Operationen nur als letzter Ausweg betrachtet werden, wenn alle anderen Optionen erschöpft sind. Keine Operation sollte als Allheilmittel betrachtet werden. Sollten diese Patienten je in ihr altes Essverhalten zurückfallen, riskieren sie, dass ihr Magen aufreißt. Der einzige Weg, dies zu vermeiden, liegt in der beschriebenen intensiven psychotherapeutischen Begleitung.

Denken Sie immer daran: Es ist nie falsch, um Hilfe zu

bitten. Wenn Sie den meisten meiner Klientinnen glei-
chen, sind Sie ein sehr kompetenter, intelligenter Mensch,
der sein Leben ganz gut im Griff hat. Das Wissen, dass ein
Bereich Ihres Lebens sich derart Ihrer Kontrolle entzieht, ist
frustrierend – besonders wenn Sie wissen, was zu tun wäre.
Wir alle brauchen immer mal einen Anstoß; deshalb ist es
gut, verschiedenen Ansatzmöglichkeiten wie Therapeuten,
Gruppen oder Selbsthilfebüchern zu vertrauen.

Bleiben Sie dran. Wenn Sie bis hierher gelesen haben, haben
sie schon viel bewältigt, und es gibt noch viel mehr zu lernen.
Vergessen Sie nicht: Sie sind all die Mühe wert!

13

Die Gier nach bestimmten Nahrungsmitteln

»Ich war zornig auf den Freund;
ich sagt' es ihm: Mein Zorn verblich.
Ich war zornig auf den Feind
und schwieg: Mein Zorn vermehrte sich.«
WILLIAM BLAKE

Wenn Sie von etwas ein Stück oder eine Portion essen – einen Riegel Schokolade, ein Stück Kuchen, einen Hamburger oder was auch immer –, ist das noch kein Anzeichen, dass Sie damit Ihre Stimmung oder Ihr Energieniveau manipulieren wollen. Falls es Sie allerdings dazu treibt, plötzlich große Mengen von etwas Bestimmtem in sich hineinzuschlingen, essen Sie wahrscheinlich, um schwierige Emotionen zu verdrängen. Das heißt, Sie empfinden vermutlich Anspannung, Depression, anhaltende Angst oder Langeweile (also eigentlich Einsamkeit, kombiniert mit der Frustration über die Gleichförmigkeit Ihres Lebens), und Sie wollen sich möglichst schnell besser fühlen.

Die Inhaltsstoffe, die Struktur, der Geschmack und der Geruch vieler Nahrungsmittel und Speisen hat eine direkte Wirkung auf die Emotionen und den Energiehaushalt.

Nachdem ich mich mit den individuellen Wirkungen vieler Nahrungsmittel auf die Stimmung und auf das Energieniveau beschäftigt habe, bin ich zu dem Schluss gelangt, dass es eindeutig einen Bezug zwischen der Gier nach bestimmten Speisen und emotionalen Problemen gibt.

Ein Beispiel für das zyklische Wesen dieser Wechselwirkung: Betty fühlt sich niedergeschlagen, also versorgt sie sich mit etwas, von dem sie aus Erfahrung weiß, es wird ihre Stimmung heben: Schokoladeneis. Seine Inhaltsstoffe, seine Textur und sein Geschmack sind natürliche Antidepressiva. Betty verspeist jedoch so viel Schokoladeneis, dass sie sich hinterher noch deprimierter fühlt. Diese durch Übergewicht und andere Probleme in ihrem Leben ausgelöste Depression bewegt sie, am nächsten Tag noch mehr Schokoladeneis zu konsumieren. Solche Teufelskreise können sich über lange Zeiträume hinweg fortsetzen, manchmal ein ganzes Leben lang.

Ohne Ihnen einen Vortrag über Chemie halten zu wollen, möchte ich Ihnen kurz erklären, wie bestimmte Speisen (hier: Schokoladeneis) einen antidepressiven Effekt haben können. Wenn Sie sich die kombinierte Wirkung der Bestandteile dieser Schleckerei anschauen, werden Sie sehen, dass die hervorgerufene Reaktion jener von rezeptpflichtigen Antidepressiva ähnelt.

Zuerst wollen wir uns also einige Inhaltsstoffe von Schokoladeneis ansehen:

Inhaltsstoffe/Merkmale →   Wirkung auf Stimmung/Energie
1. Cholin besänftigend
2. L-Tryptophan mit Kohlenhydraten → beruhigend
3. Phenylethylamin (PEA, »Liebesdroge«) → man fühlt sich geliebt

4. Theobromin → vorübergehend anregend
5. Tyramin → vorübergehend anregend
6. Koffein → vorübergehend anregend
7. Magnesium → entspannend
8. Pyrazin→ ruft Lustgefühle hervor
9. Fett → beruhigend und sättigend
10. Zucker → vorübergehend belebend
11. Cremige Textur → tröstlich, wohlig

Und diese Liste ist unvollständig! Sie zeigt jedoch ausreichend, wie Schokoladeneis beruhigt, tröstet und gleichzeitig einen vorübergehenden Energieschub schenkt. Anders gesagt: Nach dem Genuss von Schokoladeneis fühlen Sie sich erholt und tatkräftiger – ähnlich wie nach der Einnahme von antidepressiven Medikamenten. Meiner Ansicht nach ist Schokoladeneis ein sehr kraftvolles Antidepressivum – und für jedermann frei erhältlich!

Die meisten anderen Nahrungsmittel, nach denen Menschen ein übermäßiges Verlangen entwickeln, haben ähnliche Effekte auf die Stimmung. Während meiner Arbeit mit vielen Klientinnen und Klienten habe ich festgestellt, dass sich in vielen Fällen ein Zusammenhang zwischen bestimmten Nahrungsmitteln, Stimmungen und Emotionen herstellen lässt. Ich werde immer wieder gefragt, was die Gier nach einer bestimmten Nahrung über die Persönlichkeit aussagt. Die nachfolgende Übersicht enthält meine Antworten. Und praktisch immer rufen die Leute dann erstaunt aus: »Sie haben absolut recht – genau das ist mein Thema!«

In ihren jeweiligen Fernsehshows bat ich die Moderatoren Phil Donahue, Geraldo Rivera und Sally Jessy Raphael, mir zu sagen, auf welche Speisen oder Geschmacksrichtungen sie besonders scharf seien. Interessanterweise gaben alle drei zu verstehen, es verlange sie besonders nach Salzigem, stark Gewürztem. Ohne Zögern sagte ich ihnen vor laufender Kamera, diese Vorliebe spreche für ihr großes Verlangen nach Stimulation und Aufregung. Alle drei Moderatoren bestätigten, das treffe bei ihnen zu.

Menschen mit dieser Neigung gehen im Leben eher große Risiken ein. Sie stellen sich der Herausforderung und wenn es nicht klappt, probieren sie es noch einmal. Donahue, Geraldo und Sally Jessy gehören alle drei zu jenen Menschen, die gerne salzig und stark gewürzt essen und die Aufregung lieben. Das ist ihre Art, mit dem Druck umzugehen, der sich aus einem Leben im Rampenlicht, dem Ringen um Einschaltquoten und dergleichen ergibt.

In der Liste finden Sie Geschmacksrichtungen und Nahrungsmittel, die häufig im Übermaß genossen werden, außerdem die Emotionen, die mit dem Genuss gewöhnlich einhergehen. Jeder Artikel dieser Liste enthält bestimmte Stoffe, Texturen, Geschmacksvarianten und Gerüche, die sich ähnlich verknüpfen lassen, wie ich es am Beispiel des Schokoladeneises gezeigt habe. (Eine vollständigere Liste, ergänzt durch differenzierte Affirmationen und wissenschaftliche Erkenntnisse, finden Sie in meinem Buch »Der Hunger nach Liebe – Wie Sie Ihre Ess-Störungen liebevoll überwinden«.)

Die unten aufgeführten Zusammenhänge treffen nur dann nicht zu, wenn jemand mit einem Nahrungsmittel eine stark positiv oder negativ gefärbte Assoziation hat. Falls Sie als krankes Kind von Ihrer Großmutter Hühnersuppe bekamen, aber Ihre Großmutter nicht mochten, ist Ihnen der

Geruch von Hühnersuppe vielleicht zuwider – so bekömmlich sie für andere auch sein mag. Sofern Sie von Ihrer Mutter regelmäßig nach der Schule ein Glas Milch und einen Keks erhielten, verbinden Sie damit vielleicht Gefühle der emotionalen Sicherheit und Wärme. Im Allgemeinen habe ich jedoch festgestellt, dass meine Erkenntnisse über die Zusammenhänge von Nahrungsmitteln und Stimmungen sehr oft zutreffen. Diese Liste kann Ihnen nicht nur helfen, zu erkennen, was sich hinter Ihrer Gier nach bestimmten Dingen verbirgt, sondern ermöglicht Ihnen auch, sich direkt diesen Emotionen zuzuwenden, statt sie durch Essen zu verdrängen.

Nahrungsmittel und die damit verbundenen persönlichen Themen

- Schokolade pur:
  Es verlangt Sie nach Stimulation oder es mangelt Ihnen an Liebe.

- Knusprige Schokolade oder Nussschokolade:
  Aus Anspannung oder Mangel an Liebe fühlen Sie sich frustriert, ängstlich oder ärgerlich.

- Schokoladeneis:
  Sie fühlen sich niedergeschlagen, meistens aufgrund von Anspannung oder infolge von Schwierigkeiten in einer Beziehung.

- Knuspriges Schokoladeneis (mit Schokostückchen, Nüssen etc.):

Sie unterdrücken Ärger oder ärgern sich über sich selbst, und daraus entsteht Depression.

- Eiscreme mit Schokolade und Pfefferminze:
  Sie fühlen sich lethargisch und frustriert, weil mehr Verantwortung auf Ihnen lastet, als Sie bewältigen können oder wollen.

- Schokoladenpudding:
  Es verlangt Sie nach Trost, Beistand und Umarmungen.

- Schokoladenkuchen:
  Sie fühlen sich leer und unsicher, wahrscheinlich aus Mangel an Liebe.

- Heiße Schokolade (Kakao):
  Sie haben Ihr Gefühl der Verletztheit den ganzen Tag unterdrückt und wollen jetzt Ihrem Ego etwas Gutes tun, um schlafen zu können.

- Knusprige, fettreiche Speisen (Brathähnchen, Pommes frites, Kartoffelchips etc.):
  Sie fühlen sich leer, wahrscheinlich aus Frustration oder Ärger.

- Stark gewürzte Speisen mit Milchprodukten (Pizza mit viel Käse; mexikanisches Essen mit Käse und Schmand etc.):
  Sie fühlen sich niedergeschlagen, weil Ihnen Ihr Leben öde erscheint.

- Milchprodukte (Käse, Joghurt etc.):
  Sie fühlen sich deprimiert oder ungeliebt und sehnen sich nach Fürsorge und Trost.

- Backwaren (Kuchen, Kekse etc.):
  Sie sind angespannt und brauchen eigentlich Entspannung. Vielleicht empfinden Sie Ihr Leben auch als leer.

- Knackige Speisen mit Milchprodukten (Kräcker mit Käse, Chips mit Dips, Salat mit Käse-Dressing, Nachos mit Käse, ohne Salsa etc.):
  Sie unterdrücken Ärger und Groll und / oder Frustration, was zu Niedergeschlagenheit und / oder Depression führt.

- Süßigkeiten mit viel Zucker:
  Sie möchten sich energiegeladen fühlen oder einen Burn-out überwinden.

- Cola, normal oder zuckerfrei:
  Sie fühlen sich von Ihren Aufgaben überfordert, möchten mehr Energie haben, auch mehr sexuelle Energie.

- Hamburger und anderes fettreiches Fast Food:
  Sie fühlen sich leer oder sind mit einem Aspekt Ihres Lebens unzufrieden. Vielleicht fühlen Sie sich auch in einem Bereich Ihres Lebens unsicher oder unzulänglich.

Sobald Sie die Zusammenhänge zwischen Nahrungsmitteln und Emotionen verstehen, werden Sie besser in der Lage sein, Ihre Fressattacken in den Griff zu bekommen. Der beste Weg in dieser Beziehung mag Ihnen fast zu einfach erscheinen. Ich habe jedoch von Tausenden von Klienten und Workshop-Teilnehmern immer wieder erfahren: Es funktioniert – und zwar so:

Wenn Sie das nächste Mal aus heiterem Himmel einen gewaltigen Appetit auf etwas entwickeln, versprechen Sie mir, sich die nächsten 15 Minuten lang von allem Essbaren fernzuhalten. Verlassen Sie notfalls das Haus. Sollten Sie bei der Arbeit sein, gehen Sie auf die Toilette oder an einen anderen Ort, wo es nichts Essbares gibt. Was auch immer Sie dafür tun müssen: Nehmen Sie in den 15 Minuten nach Beginn des Hungeranfalls nichts zu sich!

Fragen Sie sich: »Ist in mir vielleicht gerade eine Emotion, die mir unangenehm ist? Fühle ich mich erschöpft oder angespannt? Versuche ich, mich mit Essen wieder in Gang zu bringen?« Die meisten Menschen stellen fest, dass sie mithilfe dieser beiden Schritte Ihre Gier besser unter Kontrolle bekommen.

Körperliche Ursachen für das Verlangen nach bestimmten Nahrungsmitteln

Nicht in jedem Fall steckt hinter dem übermäßigen Appetit auf ein bestimmtes Nahrungsmittel ein emotionales Problem. Es gibt auch physische Hintergründe, zum Beispiel ein Defizit an Vitaminen oder Mineralien. Fehlen dem Körper bestimmte essenzielle Mineralien, Vitamine oder Aminosäuren, dann kann die Gier nach bestimmten Dingen dafür als Signal wirken, ähnlich wie die Warnleuchte eines Autos. Häufig handelt es sich dabei um einen Mangel an Magnesium, Chrom, Calcium, B-Vitaminen, Vitamin C oder Aminosäuren wie Tryptophan. (Hyperaktive Kinder leiden zum Beispiel oft unter Magnesium-Mangel.)

Das vor allem in den Proteinen von Milchprodukten und rotem Fleisch vorhandene Tryptophan ist ein Katalysator für die Erzeugung von Serotonin, einer wichtigen Chemikalie des Gehirns. Wie bereits erwähnt, hat Serotonin einen großen Einfluss auf die Stimmung, das Energieniveau und die Schlafqualität. Mangelt es dem Körper an Serotonin, entwickelt er unter anderem Stimmungsschwankungen, ein Verlangen nach Kohlenhydraten sowie Reizbarkeit, Müdigkeit, Schlaflosigkeit und einen verminderten Sexualtrieb.

Magnesium, Chrom und Calcium sind für Ihre körperliche und mentale Gesundheit ebenfalls wesentlich. Fehlt es Ihrem Körper an einem dieser Mineralien, sinkt Ihr Energieniveau. Sie fühlen sich vielleicht niedergeschlagen, ohne recht zu wissen, warum. Dann überfällt Sie ein ungeheurer Appetit, nicht nur um diese Mineralien zu ersetzen, sondern auch um wieder zu Kräften zu kommen.

Auch die B-Vitamine spielen im Energiehaushalt eine wesentliche Rolle. B-Vitamine sind besonders für die Verdauung wichtig. Sooft wir »leere« Kalorien oder »Junkfood« zu uns nehmen, verbraucht unser Körper B-Vitamine, ohne dass wir ihm neue zuführen. Wenn wir zum Beispiel Kartoffelchips knabbern, brauchen wir B-Vitamine, um sie zu verarbeiten. Da in Kartoffelchips keine B-Vitamine enthalten sind, geraten wir in ein B-Vitamin-Defizit, was zu einer Gier nach mehr Essen führen kann.

Verfügt der Körper über zu wenig Vitamin C, dann entwickeln wir Appetit auf Dinge wie Salat, Obst, Tomaten und andere Gemüse. Leider neigen viele Esssüchtige dazu, ihren Salat oder ihr Gemüse mit kalorienreichen Dressings oder sonstigen Zutaten anzureichern, wenn sie diesem ansonsten gesunden Verlangen nachkommen.

Der Mangel an Vitaminen, Mineralien und Aminosäuren kann verschiedene Ursachen haben: Anspannung, Umweltbelastungen, zu strikte Diäten, Alkohol- oder Drogenmissbrauch (auch Kaffee!), Schlaflosigkeit oder der Anfang des Menstruationszyklus. Der in diesem Buch vorgestellte Ernährungsplan vermeidet solche Mangelerscheinungen, weil er eine vitamin-, mineral- und aminosäurenreiche Ernährung enthält.

Ich halte es für wichtig, sich gesund zu ernähren, um sich wohlzufühlen und gut auszusehen. Was nützt es schon, schlank zu sein, wenn man es nicht genießen kann, weil man sich elend fühlt? Ich bin auch eine große Anhängerin von Nahrungsergänzungsmitteln. Die Vitamine B_6 und B_{12} sowie die Mineralstoffe Magnesium und Calcium und das Spurenelement Chrom (besonders Chrom Picolinat) wirken dem übermäßigen Verlangen nach Essen entgegen. Hat Ihr Körper diese Stoffe ausreichend zur Verfügung, werden Sie weniger dazu neigen, übermäßig zu essen.

14

Heimliches Essen, schamvolles Essen

»Wer sich selbst achtet, ist vor anderen geschützt;
er trägt einen Panzer, den niemand durchdringen kann.«

HENRY WADSWORTH LONGFELLOW

Brendas Geschichte

Jeden Abend wartete Brenda geduldig ab, bis ihre ganze Familie im Bett war. Sie hatte immer eine gute Ent-schuldigung, noch aufbleiben zu wollen, sei es um »noch dieses eine Kapitel« zu lesen oder sich eine besondere Fern-sehsendung anzusehen, wie sie ihrem Mann üblicherweise erzählte. Sie hätte niemals zugegeben, warum sie tatsächlich aufbleiben wollte, während die anderen schliefen: um mit ihrer Lieblingsnascherei – Eiscreme mit Kuchen – allein zu sein. Etwa eine halbe Stunde, nachdem ihr Mann eingeschlafen war, und sobald sie sich ganz sicher war, dass er nichts mehr hören würde, setzte sie sich in Bewegung. Fast lautlos schlich sie in die Küche. Vorsichtig öffnete sie die Tür des Gefrierschranks und holte den Karton mit Eiscreme heraus. Mit angehaltenem Atem öffnete sie behutsam die Packung, damit das Knacken des Kartons niemanden wecken würde. Manchmal meinte sie, jemanden herantapsen zu hören, und steckte den Karton schnell in irgendeinen Schrank. Doch wenn sie sich sicher fühlte, zog sie sich mit ihrer erfolgreich ergatterten Eiscreme in den Wäscheraum zurück, wo sie niemand suchen würde. Dort mit ihrer Nascherei allein zu sein, war Brendas höchstes Glück. Endlich ganz allein, ohne irgendjemanden, der sie kritisieren konnte oder ihr bewusst machte, was sie hier tat.

Doch Leute wie Brenda sind mit diesem Verhalten überhaupt nicht allein. Es gibt Tausende, vielleicht sogar Millionen von »Binge Eaters«: Menschen, die unter Essattacken leiden und ihnen meistens heimlich nachgehen. Manche verstecken die Schokoriegel in der Handtasche, andere haben Kuchen und Kekse im Handschuhfach, wieder andere verbergen sich hinter der offenen Kühlschranktür, damit keiner ihnen beim Essen zusieht. Manche meiner Klientinnen haben Essen im Badezimmer deponiert, um es dort ungestört zu verspeisen. Doch die Person, vor der sich die Betroffene vor allem verstecken will, ist … sie selbst.

»Binge Eating« und Selbstwertgefühl

Ich habe mit Hunderten solcher heimlichen Binge Eaters gesprochen und gearbeitet: Sie lebten zwar allein, fürchteten aber immer wieder, von jemandem beim Verschlingen von etwas Dickmachendem erwischt zu werden.

⦿ Mir fällt zum Beispiel meine Klientin Sue ein. Sie naschte heimlich, obwohl es niemanden in ihrem Leben gab, vor dem sie es hätte verbergen wollen. Während ihrer ersten Therapiesitzung platzte es aus ihr heraus, dass sie ihr zwanghaftes Essverhalten nur loswerden könne, sofern sie ihren großen Vorrat an Schokoriegeln aus ihrem Auto entfernen würde. Ich ging mit ihr zum Parkplatz, wo wir gemeinsam meinen mittelgroßen Büropapierkorb mit Dutzenden von Schokoriegeln und alten Verpackungen füllten.

Binge Eaters wie Sue, die sich womöglich auf die Toilette verziehen, um dort zu »futtern«, geht es dabei nicht nur ums Essen selbst, sondern zugleich um die Aufregung des Heimlichen. Die Aura des Ungehörigen, des Unartigen macht einen großen Teil der Anziehung aus. Die meisten Menschen genießen es ab und zu, auf harmlose Weise ungezogen zu sein. Neben der Angst, erwischt zu werden, ist es auch schön aufregend. Manche der heimlichen Binge Eaters sind stolz auf ihre Geschicklichkeit, wenn es mal wieder gelungen ist, unbemerkt eine Fressaktion durchzuführen. Diese Art der Essstörung ist auch eine stille Art der Rebellion gegen den Anspruch, ein »gutes Mädchen« zu sein – ein Druck, der oft schon in der Kindheit beginnt.

Sue hatte früh im Leben gelernt, dass sie viel Anerkennung und Lob erhielt, wenn sie nett war und gute Noten schrieb. Ihre Eltern nannten sie immer »unser problemloses Kind«. Wie konnte sie sie da enttäuschen? Sie konnte es nicht. Für Sue bestand der schnellste Weg zur Anerkennung darin, den Wünschen der anderen nachzukommen. Auch als Erwachsene.

Doch extrem gefügige Menschen brechen normalerweise von Zeit zu Zeit aus. Niemand kann ständig die Maske des Freundlichen, Verständnisvollen aufbehalten. In meiner Praxis habe ich festgestellt, dass viele »gute Mädchen« versuchen, die Kontrolle über ihr Leben wiederzuerlangen, indem sie Essen in sich hineinschlingen, wenn es niemand sieht. Diese Frauen wachsen oft in Haushalten auf, in denen sehr auf die äußerliche Erscheinung und das Gewicht geachtet wird und wo man Sprüche hört wie: »Iss lieber weniger, sonst wird dein Hinterteil immer größer.« Ein »gutes Mädchen« zu sein, bedeutete also, auch auf Kalorien zu achten. Diese Mädchen sind sich leider noch nicht bewusst, dass es um ihren eigenen Körper geht und es ihr Recht ist, zu entscheiden, was sie essen oder welche Figur sie haben wollen.

Zwanghaftes Naschen entsteht gewöhnlich in der Kindheit. Wir brauchen hier nicht über Kinder zu reden, die ab und zu mal einen Keks aus dem Schrank klauen – auch wenn das der Anfang sein kann. Unter zwanghaftem Naschen verstehen wir vielmehr, jemand fühlt sich unwohl, in der Gegenwart anderer genussvoll etwas »Schlechtes« (Eiscreme, Kuchen, Bonbons etc.) zu essen: Die Betroffene hat nicht nur Angst, es könnte ihr genommen werden; sie fürchtet zugleich, die anderen könnten eine schlechte Meinung von ihr entwickeln.

Für solche Menschen ist es leichter, ihr unvollkommenes Verhalten vor dem Rest der Welt zu verbergen und nach außen als kompetente Superfrau dazustehen. Oft verleugnet sie es sogar vor sich selbst. Das heißt, sie versteckt sich nicht nur vor anderen, sondern auch vor sich selbst.

Ich finde es sehr interessant, dass die Betroffenen vorwiegend extrem versierte Frauen sind, die alle Aspekte ihres Lebens im Griff zu haben scheinen. Nur dieser eine Bereich – das Essen und ihr Gewicht – entzieht sich ihrer Kontrolle.

Den Teufelskreis des Schleckens und Versteckens durchbrechen

Wenn sie sich mit den Hintergründen ihrer Nascherei befassen, hören viele heimliche Binge Eaters allmählich damit auf.

⊙ Meine Klientin Samantha beispielsweise gestand mir, ich sei die erste Person, der sie je von ihren Naschgewohnheiten erzählt habe. Schon weil es jetzt kein Geheimnis mehr war, fühlte sich Samantha bei ihrem nächsten Naschanfall nicht mehr so wohl. Nachdem sie mir gegenüber ehrlich gewesen war, fiel es ihr schwer, gegenüber sich selbst zu verleugnen, was sie tat.

Ich meine, Ehrlichkeit gegenüber sich selbst ist beim Kampf gegen jegliches Suchtverhalten von entscheidender Bedeutung, denn zwanghaftes Essen, Trinken, Einkaufen etc. dient häufig dazu, nicht in sich selbst hineinschauen zu müssen. Viele Menschen sind süchtig, weil sie vor etwas in sich selbst oder in ihrem Leben weglaufen, dem sie sich nicht stellen wollen.

Nach meiner Erfahrung fürchten sich viele heimliche Binge Eaters, sich ihre unglückliche Ehe oder Arbeit einzugestehen; andere wollen nicht merken, wie viel Wut sich in ihnen angestaut hat; und wieder andere kämpfen mit Verunsicherung und sind der irrigen Ansicht, wenn sie sich diese Angst eingestünden, würde es auch so kommen.

Wegen ihres Misstrauens gegenüber anderen leiden Missbrauchsopfer oft unter dieser Art von Essstörung: Sie fühlen sich unsicher, so einer persönlichen Angelegenheit wie dem

Essen offen nachzugehen. Andere fürchten wiederum, sich lächerlich zu machen oder verhöhnt zu werden.

Der Rückzug zum Essen ist nicht grundsätzlich schlecht. Zum Problem wird es nur, wenn in der Heimlichkeit große Mengen verschlungen werden. Wenn Sie fürchten, erwischt zu werden, oder meinen, etwas Verbotenes zu tun, steigt Ihre innere Anspannung, die dann ihrerseits oft wieder eine Heißhungerattacke auslöst. Das heißt, Sie essen, um die Anspannung loszuwerden, die sich durch das Essen überhaupt erst eingestellt hat. Ziemlich verrückt, nicht wahr? Aber es gibt Schritte, die Sie unternehmen können, sobald sich der Heißhunger meldet:

1. Rufen Sie sich ins Gedächtnis, dass die Kalorien dessen, was Sie zu sich nehmen, in Ihrem Körper auftauchen werden, egal vor wem Sie sich verbergen oder wie sehr Sie Ihr Handeln vor sich selbst verleugnen. Immerhin spielt es wahrscheinlich für niemanden eine größere Rolle als für Sie selbst, wie viel Sie wiegen oder wie Sie sich in Ihrem Körper fühlen.

2. Versuchen Sie auch, Folgendes zu berücksichtigen: Heimliches Naschen bereitet letztlich nicht so viel Ver-gnügen, wie Sie meinen. Wenn Sie ganz ehrlich sind, werden Sie mir wahrscheinlich zustimmen, dass Sie sich durch das übermä-ßige heimliche »Futtern« eher schlecht fühlen.

3. Fangen Sie an, ein Ess-Tagebuch zu führen, in das Sie alles notieren, was Sie jeden Tag essen und trinken. Dieses Tagebuch braucht nichts Großartiges zu sein – ein kleiner Notizblock genügt. Schreiben Sie alles auf, auch wenn Sie

sich dafür schämen. So lernen Sie nicht nur, gegenüber sich selbst ehrlich zu sein, sondern werden auch daran erinnert, Ihre Portionen klein und Ihre Kalorienzufuhr gering zu halten.

Sobald Sie sich dem Thema des zwanghaften heimlichen Naschens erst einmal ehrlich gestellt haben, wird es relativ einfach, sich davon zu befreien. Viele Menschen haben mit den vorgestellten Methoden große Erfolge erzielt. Und in den meisten Fällen ist das Problem auch nie wieder aufgetaucht.

15

Flüssigkeiten: Durst, Wasser, Alkohol

»Es ist für das Glück eines Menschen wichtig,
sich geistig treu zu bleiben.«
THOMAS PAINE

Ihre Getränke können ebenso ausschlaggebend für Ihre Ernährung und Ihr Gewicht sein wie Ihre feste Nahrung. Viele Übergewichtige, vor allem »Schokoholiker«, die gerne auf Stimmungsaufheller in Nahrungsmitteln zurückgreifen, trinken zu viel Cola Light. Ich sage »zu viel«, weil große Mengen Cola das Abnehmen erschweren, und zwar aus drei Gründen:

1. Eine Dose Diät-Cola enthält ungefähr 70 Milligramm Natrium. Das mag nicht viel erscheinen, wenn man weiß, dass die empfohlene Tagesmenge für Frauen bei 1000 Milligramm liegt. Doch bei vier Dosen am Tag sind das schon 280 Milligramm Natrium. Und zählt man dann noch das Salz in der normalen Nahrung hinzu, überschreitet man schnell die 1000-Milligramm-Marke.
Natrium führt leicht zu Wassereinlagerungen – abgesehen von hohem Blutdruck. Wer mit dem Abnehmen nicht vorwärtskommt, muss in der Regel seinen Cola-Konsum auf

höchstens zwei Dosen am Tag zurückschrauben, um weiter Gewicht zu verlieren.

2. Eine Cola enthält ungefähr so viel Koffein wie eine halbe Tasse Kaffee. Das Koffein in Cola stammt aus Kolanuss-Extrakt und darf laut Vorschrift nicht mehr als 0,02 Prozent des Getränks ausmachen. Doch wenn jemand mehr als zwei Dosen Cola pro Tag konsumiert, kann das Koffein Nervosität, Zittrigkeit oder Ängstlichkeit verursachen. Im Süßstoff Aspartam ist darüber hinaus die Aminosäure Phenylalanin enthalten; sie wirkt anregend und löst bei manchen Menschen Schwindel und Unsicherheit aus. Die Anspannung, die durch Koffein und Phenylalanin entsteht, kann den Appetit übermäßig anregen, sodass sich die Diätkandidatin wieder durch Essen beruhigen »muss«.

3. Cola kann den Magnesiumspiegel absinken lassen, was wiederum das Verlangen nach bestimmten Nahrungsmitteln anheizt. Eine Studie der East Tennessee State Universität ergab, dass sich die Phosphorsäure des Colas im Körper mit Magnesium verbindet und dem Körper diesen Mineralstoff entzieht. Jede Dose Cola enthält 36 Milligramm Phos-phorsäure, das bedeutet, 36 Milligramm Magnesium verlassen in der Folge den Körper.

Vor dem Hintergrund dieser Informationen wird wohl deutlich, warum es wichtig ist, Cola und Ähnliches zu reduzieren oder ganz darauf zu verzichten. Wenn Sie meinen, nicht ohne Cola leben zu können, sollten Sie Ihren Konsum zumindest auf zwei Dosen täglich beschränken.

Zwei Liter am Tag …

Wie Sie wahrscheinlich wissen, ist Wasser das ideale Getränk. Ich empfehle, pro Tag mindestens zwei Liter zu trinken. Das mag viel erscheinen. Ich persönlich habe überall Wasserflaschen stehen, um mich an meinen Flüssigkeitsbedarf zu erinnern; auch unterwegs habe ich immer eine Flasche dabei. Wasser ist aus verschiedenen Gründen wohltuend:

* Es füllt den Magen und reduziert daher den Hunger.
* Es schenkt mehr Energie als eine Tasse Kaffee und bewirkt daher, dass Sie nicht so schnell das Bedürfnis nach etwas Süßem entwickeln, um Ihre Energie wieder auf Trab zu bringen.
* Es schwemmt Salz aus dem Körper und reduziert daher Wassereinlagerungen.

Ich habe festgestellt, man kann das unangenehme Gefühl, nur »langweiliges, schales Wasser« zu trinken, ausräumen, indem man das Wasser als ein »besonderes« Getränk erscheinen lässt: vielleicht indem man es aus einem extraschönen Glas trinkt oder es mit einer Zitronenscheibe garniert.

Ein Wort über Alkohol

Höchst bemerkenswert erscheint mir meine Beobachtung im Zusammenhang mit Esssüchtigen, dass über 95 Prozent von ihnen Alkoholiker in der Familie haben – entweder ein Eltern- oder ein Großelternteil. Selbst jene Klientinnen, die zunächst einen Fall von Alkoholismus in ihrer Familie abstritten, mussten nach ein wenig Recherche feststellen, dass Opa tatsächlich zu viel getrunken hatte und dass bloß nie darüber geredet wurde. Offiziell hieß es, er starb an einer Leberzirrhose, einem Herzanfall oder einer (alkoholismusbedingten) Krankheit.

Ich beschreibe das hier nicht, um Ihrem Opa die Schuld an Ihrer Esssucht zu geben. Es ist jedoch wichtig, dass Sie verstehen, welche Rolle der Alkoholismus in Ihrem Leben spielt oder gespielt hat.

In vielen Studien wird darauf hingewiesen, dass es für Alkoholismus eine genetische Disposition geben könnte. Das bedeutet, Menschen aus Familien mit Alkoholismus neigen eher dazu, selbst alkoholsüchtig zu werden, als Menschen aus Familien, in denen das kein Thema ist. Im Allgemeinen tendieren nur etwa 10 Prozent der Bevölkerung zur Alkoholsucht; falls jedoch ein Elternteil alkoholabhängig ist, erhöht das bei den Nachkommen die Wahrscheinlichkeit um über 30 Prozent. Und wenn beide Eltern Alkoholiker sind, liegt das Risiko schon bei über 50 Prozent.

Zuckerabhängigkeit und Alkoholismus

Alkohol und Zucker ähneln sich in ihrer Molekularstruktur. Das führt dazu, dass Menschen, die zu Alkoholismus neigen, auf Zucker ähnlich reagieren wie auf Alkohol. Die Reaktion bewirkt verschiedene Veränderungen in der Chemie und Elektrizität des Gehirns und verstärkt das Verlangen nach mehr. Der Körper eines Alkoholikers kann nur schwer zwischen Alkohol und Zucker unterscheiden. Mancher entwickelt eine Gier nach einer der beiden Substanzen, andere nach beiden. Das ist nicht verwunderlich, wenn man sich klarmacht, dass Alkohol aus Nahrungsmitteln erzeugt wird: Wein entsteht aus fermentierten Beeren, Bier aus Gerste, Wodka aus Kartoffeln und so weiter.

Ich habe auch festgestellt, dass die Töchter und Enkelinnen von Alkoholikern eher nach Zucker als nach der Flasche greifen. Ich vermute dahinter zwei Gründe:

1. Der soziale Druck verlangt von Mädchen und jungen Frauen, »lieb und nett« zu sein; also wenden Sie sich lieber der »Mädchendroge« Zucker zu.

2. Häufig sind die Mütter der Mädchen selbst ess- und / oder naschsüchtig. Das Kind beobachtet, wie seine Mutter unter Anspannung zu Süßem greift, und wird später dazu neigen, dies nachzumachen.

Missbraucht unter Alkoholeinfluss – und der spätere Griff zur Flasche

Therapeuten, die sich wie ich auf die Behandlung von Sucht-verhalten spezialisiert haben, beobachten immer wieder, dass oftmals Esssüchtige und Alkoholiker miteinander ver-heiratet sind. In den »Stammbäumen« meiner Klientinnen ließ sich die Sucht über mehrere Generationen verfolgen. Das vorherrschende Muster: Die Männer sind alkoholsüch-tig, während die Ehefrauen, Schwestern und Töchter zu Essstörungen neigen.

Dieses Verhalten stammt, wie gesagt, zum großen Teil aus dem Druck, ein »liebes Mädchen« zu sein. Frauen entschei-den sich daher eher für eine sozial sanktionierte Droge, um sich besser zu fühlen. Männern wird es leichter nachgesehen, wenn sie zusammensitzen und »mal einen heben«.

Frauen, die alkoholsüchtig sind, trinken daher eher insgeheim. Ähnlich wie bei manchen Naschsüchtigen schütten sie ihren Wein, ihr Bier oder ihren Cognac schamvoll allein hinunter. Niemand soll wissen, dass sie trinken.

Wer unter der Verbindung von Pfunden und Schmerzen leidet, ist besonders alkoholgefährdet. Die Opfer von sexuellem, körperlichem oder emotionalem Missbrauch stammen häufig aus Alkoholikerfamilien. Väter missbrauchen ihre Töchter oft in betrunkenem Zustand, während die Mutter vielleicht im Alkoholrausch auf dem Sofa liegt. Diese Kinder wachsen damit auf, dass ihre Eltern ihre Anspannungen mit Alkohol abbauen. Der Missbrauch be-wirkt, dass die Kinder selbst oft übermäßig angespannt sind – sie haben ja nicht gelernt, sich zu entspannen und anderen Menschen zu vertrauen –, sodass sie irgendwann selbst zur Flasche greifen, wie sie es von ihren Eltern gelernt haben.

In einer Studie mit 48 sexuell missbrauchten Jugendlichen fanden die Wissenschaftler Singer und Petchers (1989) heraus, dass diese Kinder deutlich stärker zu Alkohol- und Drogenmissbrauch tendierten als andere Gleichaltrige. Eine andere Studie (Benward, 1975; Cohen, 1982; Rohsenow, 1988) erbrachte, dass 30 bis 44 Prozent der Drogen- oder Alkoholsüchtigen irgendwann sexuell missbraucht worden waren. Dieser Anteil ist sehr viel höher als in der gesamten Bevölkerung.

Untersuchungen der Gehirnchemie von Alkoholikern weisen auf die körperlichen Hintergründe hin. Wir wissen, es gibt genetische Dispositionen für Alkoholismus. Die Neigung, Trost in der Flasche zu suchen, ist also erblich. Etliche

Forscher haben entdeckt, dass es in den Gehirnen von Alkoholikern möglicherweise zu wenig Serotonin gibt. Aus den vorigen Kapiteln erinnern Sie sich vielleicht: Ein niedriges Serotonin-Niveau zieht Lethargie oder Reizbarkeit nach sich. Die Forscher vermuten, dass der Trunksüchtige das fehlende Serotonin durch den Alkohol zu ersetzen versucht. Leider mindert der Alkoholmissbrauch das Serotonin-Niveau noch weiter. Serotonin wird während des Schlafs im Gehirn erzeugt. Es wird nicht gespeichert und muss daher jede Nacht aufs Neue nachgeliefert werden. Während der REM-Phase (REM = Rapid Eye Movement) verwandelt der Körper das körpereigene Melatonin in Serotonin. Wird Ihr REM-Schlaf häufig unterbrochen, dann erzeugt Ihr Gehirn nicht genug Serotonin, sodass Sie morgens wie zerschlagen aufwachen.

Der exzessive Alkohol- und Drogenmissbrauch stört den REM-Schlaf. Falls Sie vor dem Zu-Bett-Gehen zu viel trinken, wird es Ihnen nachts an REM-Schlaf fehlen. Resultat: Sie wachen morgens mit einem Kater und völlig »groggy« auf. Wer eher zur Esssucht neigt, greift bei einem niedrigen Serotonin-Niveau gerne zu Kohlenhydraten (Kuchen, Süßigkeiten, Brot, etc.).

Und was das Ganze noch verschlimmert: Alkohol sabotiert Ihre Bemühungen, abzunehmen. Erstens, Alkohol macht dick. Schauen Sie sich nur an, wie viel Kalorien die verschiedenen Spirituosen enthalten, und bedenken Sie, dass selten nur ein Glas davon getrunken wird.

Alkoholisches Getränk → Kalorien

Bier, 350 ml → 150
Brandy, 30 ml → 75

Champagner, süß, 120 ml → 160
Champagner, trocken, 120 ml → 105
Daiquiri, 100 ml → 125
Hochprozentiges (Rum, Wodka, Whiskey, 40%, 45 ml) → 100
Martini, 100 ml → 140
Rotwein, 100 ml → 85
Tom Collins, 300 ml → 180
Weißwein, 100 ml → 80

Zweitens, Alkohol verlangsamt den Körper, vor allem den Stoffwechsel, das heißt das Tempo, in dem Ihr Körper Kalorien verbrennt. Alkohol führt Ihrem Körper also nicht nur Kalorien zu, sondern sorgt auch dafür, dass Ihr Körper langsamer Kalorien verbrennt!

Und drittens – wahrscheinlich kennen Sie das aus eigener Erfahrung – werden Sie unter Alkoholeinfluss weniger Neigung verspüren, Sport zu treiben. Wenn Sie sich müde oder gereizt fühlen, wollen Sie nur noch entspannen, obwohl Sie sich nach etwas körperlicher Betätigung vielleicht viel besser fühlen würden. Also verbrennen Sie auch weniger Kalorien, weil Sie sich weniger bewegen.

Es spricht nichts dagegen, ab und zu und in Maßen Alkohol zu trinken (solange Sie sich nachher nicht ans Steuer setzen). Achten Sie jedoch darauf, wie viel und was Sie trinken. Eine Schorle aus trockenem Weißwein enthält relativ wenig Kalorien. Menschen mit einer Neigung zum Alkoholismus sollten natürlich völlig abstinent leben.

Zusammen mit psychotherapeutischer Hilfe können Selbsthilfegruppen und Organisationen wie die Anonymen Alkoholiker von großer Hilfe sein, wenn Sie sich von der Sucht nach Alkohol befreien möchten.

16

Die Sache mit der Waage – schädlicher Druck oder Konfrontation mit der Wahrheit?

»Unser Glück oder unser Elend hängen zum großen Teil von unserer Einstellung und nicht von den Umständen ab.«
MARTHA WASHINGTON

Viele meiner Therapeuten-Kollegen sind im Hinblick aufs Wiegen anderer Meinung als ich. Trotzdem bleibe ich bei meinem Rat, denn ich bin felsenfest davon überzeugt: Ich halte es für sinnvoll, dass Sie sich jeden Morgen – direkt nach dem Aufstehen und nachdem Sie auf der Toilette waren – auf die Waage stellen. Dadurch erhalten Sie ein unmittelbares Feedback über Ihr Gewicht und Ihre Essgewohnheiten und können den Erfolg Ihrer Abnehm-Bemühungen gleich richtig einschätzen. Wie sollten Sie ein Ziel erreichen, wenn Sie Ihren Fortschritt nicht überprüfen? Wie können Sie sich an eine Geschwindigkeitsbeschränkung halten, wenn Sie keinen Tachometer haben? Wie erreichen Sie einen fremden Ort, wenn Sie keine Landkarte haben, die Ihnen den Weg zeigt?

Meine Kollegen raten ihren Klientinnen oft, ihre Waagen wegzuwerfen, weil das tägliche Wiegen ihrer Ansicht nach zu viel Aufmerksamkeit auf das Gewicht und damit aufs Essen lenkt. Ich verstehe die Logik dieses Ratschlags, halte ihn allerdings nicht für sinnvoll. Lassen Sie es mich erklären:

Sehen Sie, ich bin nicht dafür, sich einzig und allein auf die Waage zu verlassen. Ich rate Ihnen, sich nicht öfter als einmal am Tag zu wiegen und die Qualität Ihres Tages nicht von der Anzeige der Waage bestimmen zu lassen. Wenn Sie weniger wiegen, bedeutet das nicht, dass Sie ein »guter« Mensch sind – genauso wenig, wie mehr Gewicht Sie zu einem »schlechten« Menschen macht.

Gewisse Gewichtsschwankungen sind normal. Ein sehr salziges Gericht, eine späte Mahlzeit, der Menstruationszyklus – all diese Faktoren können zu mehr Gewicht führen, ohne dass Sie gleich zugenommen hätten. Manche Sportprogramme erhöhen auch das Körpergewicht, einfach weil Muskelmasse mehr wiegt als Körperfett.

Ich rate dazu, die Waage als ein Instrument, ein Werkzeug zu benutzen. Verwenden Sie sie zusammen mit Ihren anderen Werkzeugen. Achten Sie zum Beispiel darauf, wie Sie sich fühlen: energiegeladen oder lethargisch, desorientiert oder konzentrationsfähig? Sind Ihre Muskeln straff und ausgebildet oder schlaff und weich? Fühlen sich Ihre Hosen weiter an? Die Antworten sollten Sie mit den Informationen von der Waage kombinieren.

Eine intelligente Anwendung der Waage ist wichtig, um auf einem niedrigeren Energieniveau zu bleiben. Jene unter uns, deren Gewicht stark schwankt, können sich leicht selbst betrügen. Ohne die Rückmeldung der Waage ist es nur allzu einfach, zu alten, ungesunden Ernährungsgewohnheiten zurückzukehren – mit den entsprechenden

Konsequenzen hinsichtlich des Gewichts. Vielen meiner Klientinnen erging es ähnlich wie Bonnie:

⊙ Bonnie konnte sich gar nicht mehr daran erinnern, wie oft sie schon 10, 15 oder 20 Kilo abgenommen hatte. Jedes Mal hatte sie sich auf der Siegerseite gefühlt. »Diesmal nehme ich es nicht wieder zu!«, hatte sie sich unzählige Male geschworen.
Allmählich war sie jedoch immer wieder aus ihrer strikten Diät in ihre gewohnte Ernährungsweise geschlittert. Sie nahm wieder fettreiche Salatdressings und türmte sich Nüsse, Speck und Käse auf ihren Salat, schmierte sich mehr Butter aufs Brot und verwendete reichlich Öl beim Kochen. Wenn sie dann zunahm, leugnete sie es: Spannte plötzlich ihre Kleidung, schob sie es darauf, dass die Textilien wohl beim Waschen eingegangen waren. Morgens im Spiegel sah sie nur ihr Gesicht und vermied es, sich auf die Waage zu stellen. Erst Monate später, wenn ihr nichts mehr passte, wagte sie es, sich zu wiegen. Dann war »es« natürlich bereits geschehen, und Bonnie musste erneut 10 Kilo abnehmen.

Deshalb empfehle ich tägliches Wiegen. Es gibt uns eine nützliche Rückmeldung und verhindert, dass wir uns selbst betrügen. Wenn Sie die Waage klug einsetzen, kann sie ein hilfreiches Werkzeug sein. Bitte berücksichtigen Sie Folgendes beim Wiegen:

• Gewisse Gewichtsschwankungen sind normal. Zum Beispiel können salzreiche Gerichte oder Ihr Menstruationszyklus eine erhöhte Wassereinlagerung im Körper bewirken. Auch die Tageszeit spielt eine

Rolle. Unser Körpergewicht kann im Lauf des Tages um etliche Pfund schwanken. Deswegen ist es sinnvoll, sich jeden Morgen um etwa die gleiche Uhrzeit unbekleidet und nach dem Gang zur Toilette zu wiegen, um ein zuverlässiges Bild zu gewinnen.

- Lassen Sie die Waage immer am selben Platz stehen. Das Umhertragen der Waage kann ihre Anzeige beeinflussen.
- Wiegen Sie sich nicht öfter als ein Mal pro Tag.
- Bitte machen Sie Ihr Selbstwertgefühl oder die Qualität Ihres Tages nicht davon abhängig, was Ihre Waage angezeigt hat. Falls Sie zugenommen haben, nutzen Sie diese Information, um sich entsprechend zu verhalten. Denken Sie daran: Die Waage ist nur ein Werkzeug, das Sie beim Abnehmen unterstützen kann.
- Ihr Gewicht hat nichts damit zu tun, welche Art von Person Sie sind. Es spiegelt Ihnen höchstens, wie Sie sich im Hinblick auf sich selbst fühlen. Wenn Sie Ihren Schmerz und Ihre Selbstanklage loslassen, wird sich Ihre »Erleichterung« auch auf der Waage widerspiegeln.

Und das ist ein gutes Gefühl!

17

Wie Sie an Körper und Geist leicht und licht bleiben

*»Ihre Grenzen werden definiert durch das, was nach Ihrem
Beschluss möglich ist. Ändern Sie Ihren Beschluss und Sie
können alle Grenzen aufheben.«*

Dr. Wayne W. Dyer

Ich habe Ihnen jetzt einiges an Informationen vermittelt,
die alle für den langfristigen Erfolg Ihrer Bemühungen
zur Gewichtsreduktion bedeutsam sind. Hier ist eine Zu
sammenfassung der wichtigsten Punkte:

1. Zu den Symptomen unerlösten Schmerzes gehören ein
unkontrollierbarer Appetit und die Neigung zu Übergewicht – neben anderen Symptomen wie Kopfweh, Nacken-
oder Rückenschmerzen, Schlafstörungen, Depressionen,
Krebs, Herzproblemen und gynäkologischen Beschwerden.

2. Um den unerlösten Schmerz aufzudecken, ist es meistens
notwendig, sich an schmerzhafte Erfahrungen während der
Kindheit oder im Erwachsenenalter zu erinnern und sich zu
vergegenwärtigen, wer der Täter war. Sofern Sie sich selbst
die Schuld für den Missbrauch geben, unter dem Sie gelit-

ten haben, sollten Sie sich klarmachen, dass Sie als junger Mensch für das Verhalten der Erwachsenen um Sie herum nicht verantwortlich waren, auch wenn Sie es vielleicht manchmal so empfanden.

3. Ihr überaktiver Appetit wird meistens durch Angst, Ärger oder Wut, Anspannung oder Scham ausgelöst. Wenn Sie meinen, Hunger zu haben, meiden Sie es möglichst, sofort dem Drang zu essen nachzugeben, und fragen Sie sich stattdessen, welches dieser vier Gefühle Ihren Hunger ausgelöst haben könnte.

4. Sie können diese vier Emotionen mithilfe von Übungen, Affirmationen und Visualisierungen in Vergebung, Akzeptanz und Selbstvertrauen umwandeln. Ein überaktiver Appetit ist ein Signal, dass Sie nicht glücklich sind, möglicherweise weil Sie Ihre göttliche Aufgabe, Ihren wahren Lebenssinn nicht erfüllen. Mithilfe Ihrer neuen Werkzeuge und Techniken können Sie anfangen, effektiv auf Ihr Traumleben hinzuarbeiten.

5. Sobald Sie sich sicherer und selbstbewusster fühlen, wird Ihr Appetit automatisch nachlassen. Sie brauchen dann den Schutzschild des Fettes nicht mehr und müssen Ihren Schmerz nicht mehr hinter Essen verbergen. Ihr Gewicht wird sich reduzieren, da es Ihrem Körper bestimmt ist, einen normalen Umfang zu haben.

6. Sie können den Schmerz auflösen und brauchen sich nicht mehr selbst zu geißeln. Sie wissen, es ist wichtig, dass Sie sich selbst und das kleine Mädchen in sich lieben. Wenn Sie

an diesem Punkt angelangt sind, können Sie die schmerzhaften Erinnerungen hinter sich lassen. Erinnerungen dienen einem Zweck: Sie helfen Ihnen bei der Erkenntnis, warum Sie so ärgerlich auf sich sind. Haben Sie Ihre Selbstanklage einmal aufgegeben, können Sie Ihre Vergangenheit getrost vergessen. Sie sind nicht gebrochen oder beschädigt – Sie sind heil und vollständig, weil Gott Sie nach seinem Bild erschaffen hat.

Sie verdienen ein leichtes Leben!

Jetzt, in dieser Minute, entscheiden Sie über die Gestalt und Gesundheit Ihres Körpers. Wenn Sie während der Lektüre Sport treiben, Wasser trinken, fettarme Speisen zu sich nehmen oder frisches Obst naschen, wird sich das Ergebnis Ihrer Bemühungen jeden Tag auf Ihrer Waage zeigen. Falls Sie sich nicht wiegen, zeigt es sich auf andere Weise: in Ihrem Energieniveau, Ihrer Stimmung und Ihrem Körpergefühl.

Denken Sie daran: Keinesfalls fordere ich Sie auf, sich entsagungsvoll auf eine strenge Diät einzulassen. Stattdessen empfehle ich Ihnen vielmehr, Ihre Gesundheit und Ihr Gewicht positiv anzugehen. Das bedeutet, negative Gedanken wie »Ich darf nichts essen, was dick macht«, »Ich muss abnehmen, ich bin zu fett« oder »Alles, was lecker ist, darf ich nicht essen« durch positive Affirmationen zu ersetzen: »Es fühlt sich gut an, frische, gesunde Dinge zu essen«, »Ich habe viel mehr Energie, wenn ich Obst, Gemüse und Vollkornprodukte esse«, oder: »Ich entscheide mich, in einem vitalen, fitten Körper zu leben.«

Und ich möchte Ihnen noch eine weitere Information zum »Verdauen« geben: Einerlei, wie gut etwas schmeckt – der

Geschmack verfliegt schnell, doch was bleibt, ist das Fett an Ihrem Körper. Es stimmt, was manche Diät-Organisationen in ihren Treffen verkünden: »Nothing tastes as good as thin feels. – Nichts schmeckt so gut, wie schlank sich anfühlt.« Essen erscheint als eine schnelle Abhilfe für schwierige Gefühle und Gedanken; trotzdem ist es ungefähr genauso wirksam wie ein kleines Heftpflaster auf einer verletzten Schlagader.

Achten Sie auf Ihre Gier nach bestimmten Nahrungsmitteln oder Speisen: Sie sind Ausdruck Ihrer inneren Stimme und enthalten wertvolle Informationen. Achten Sie auf Ihre Gefühle: Je stärker und beunruhigender sie sind, desto dringender ist ihre Botschaft. Achten Sie auf Ihre inneren Visionen von dem Leben, das Sie sich erträumen: Sie sind ein wichtiger Hinweis auf Ihre Lebensaufgabe. Wenn Sie Ihrer Lebensaufgabe gerecht werden, füllt sich auch das, was sich in Ihnen leer und verunsichert fühlt. Dann brauchen Sie nicht mehr im Übermaß zu essen.

Mein aufrichtiger Wunsch ist, dass Sie mit Ihrem Körper und Ihrer Seele mitfühlend und freundlich umgehen. Lieben Sie das Kind in sich und zeigen Sie Verständnis, wenn es strauchelt. Umarmen Sie es und ermutigen Sie es, dann wird es Sie stets mit einem Lächeln aus Ihrer Tiefe belohnen – einem Lächeln, das köstlicher ist als alles, was Sie je essen könnten.

Ich wünsche Ihnen das Allerbeste! Und bei jedem Schritt auf Ihrem Weg werde ich im Geiste an Ihrer Seite sein.

Adressen, die Ihnen weiterhelfen können

[Kontaktadressen und Erreichbarkeit (Uhrzeiten etc.) können sich im Lauf der Zeit ändern!]

➤ **Telefonseelsorge**
Tel.: (0800) 111 0 111 bzw. (0800) 111 0 222
Die Anrufe bei der Telefonseelsorge sind anonym, kostenfrei und tauchen nicht im Verbindungsnachweis auf, das heißt, Sie können dort rund um die Uhr anrufen, ohne dass es jemand erfährt. Dort erhalten Sie bei Bedarf auch Hilfe, in Ihrer Region die passende Einrichtung zu finden, die Ihnen weiterhelfen kann.

➤ **Elterntelefon**
Tel.: (0800) 111 0 550; Mo–Fr, 9–11 Uhr;
Di/Do, 17–19 Uhr
www.elterntelefon.org
Anonym, kostenfrei, ohne Verbindungsnachweis.

➤ **Kinder- und Jugendtelefon (»Nummer gegen Kummer«)**
Tel.: (0800) 111 0 333; Mo–Sa, 14–20 Uhr
www.kinderundjugendtelefon.de
Anonym, kostenfrei, ohne Verbindungsnachweis.

➤ **Bundeskonferenz für Erziehungsberatung e.V.**
www.bke-beratung.de; www.bke-Jugendberatung.de;
www.bke-Elternberatung.de

Online-Beratungsangebot für Jugendliche bzw. für Eltern; kostenlos und anonym; Einzelberatung, Sprechstunde, Gruppenchat.

➤ Nationale Kontakt- und Informationsstelle zur Anregung und Unterstützung von Selbsthilfegruppen (NAKOS)
Tel.: (030) 31 01 89 60; Di, 9–13 Uhr; Mi, 9–12 Uhr; Do, 14–17 Uhr; Fr, 10–13 Uhr
E-Mail: selbsthilfe@nakos.de
www.nakos.de
Über die Internetseite finden Sie Adressen von allen möglichen Selbsthilfeeinrichtungen in den Bundesländern, oder Sie lassen sich unter der oben genannten Telefonnummer weiterhelfen.

Essstörungen, Übergewicht

➤ Aktionskreis für Ess- und Magersucht Cinderella e.V.
Tel.: (089) 502 12 12; Mo–Do, 11–13 Uhr und 14–18 Uhr
E-Mail: cinderellaberatg@aol.com
www.cinderella-rat-bei-essstoerungen.de

➤ ANAD e.V. – Psychosoziale Beratung bei Essstörungen
Tel.: (089) 2199730
E-Mail: kontakt@anad.de
www.anad-pathways.de

➤ Hungrig-Online
www.hungrig-online.de
»Wir bieten Betroffenen und Angehörigen eine Alternative

zum einsamen Schweigen. Bei uns kann man sich anonym, kostenlos und unverbindlich über Essstörungen informieren, sich mit Leidensgenossen austauschen und nach Hilfe bei Essstörungen suchen. Dazu bieten wir neben vielen Informationen auch moderierte Mailinglisten, einen Chat und ein Diskussionsforum an.«

Hier finden Sie Rubriken zu verschiedenen Essstörungen wie Adipositas, Bulimie, Anorexie, Binge-Eating – mit Links zu Adressen in allen Bundesländern.

➤ **Overeaters Anonymous**
Tel.: (02151) 77 19 09
E-Mail: buero@overeatersanonymous.de
www.overeatersanonymous.de
Diese Selbsthilfegruppe für Esssüchtige hat in Deutschland 105 Gruppen, die regelmäßige sogenannte »Meetings« (Treffen) abhalten.

Sexueller Missbrauch und Gewalt gegen Frauen und Mädchen

➤ **Bundesarbeitsgemeinschaft Feministischer Organisationen gegen Sexuelle Gewalt an Mädchen und Frauen e.V.** Tel.: (030) 46 98 89 98
www.bag-forsa.de
Unter der Rubrik »Mitgliedsorganisationen« finden Sie derzeit auf dieser Seite eine Liste von 24 Organisationen in der ganzen Bundesrepublik, die missbrauchten Mädchen und Frauen Hilfe anbieten.
Siehe auch: www.wildwasser.de

> **Bundesverband Frauenberatungsstellen und Frauennotrufe**
Tel.: (030) 32 29 95 00
E-Mail: info@bv-bff.de
www.bv-bff.de oder www.frauen-gegen-gewalt.de
In jedem Bundesland gibt es in vielen Orten Frauennotruf-Einrichtungen. Diese finden Sie unter der Rubrik »Hilfsangebote → Vor Ort«.

Sexueller Missbrauch an Jungen und Männern

> **Tauwetter**
Tel.: (030) 693 80 07; Di, 17–18 Uhr; Do, 17–19 Uhr
www.tauwetter.de
Anlaufstelle für Jungen und für Männer, die als Jungen sexuell missbraucht wurden.

Sucht (Alkoholismus, Drogen, Medikamente etc.)

> **A-Connect e.V.**
www.a-connect.de
Informationen für Jugendliche, Erwachsene und Angehörige, die mit Alkohol Probleme haben. Unter »Hilfen« können Sie eine Suchtberatungsstelle in Ihrer Nähe finden.

> **Al-Anon-Familiengruppen, Al-Anon-Alateen**
www.al-anon.de
Hilfen für Menschen, die mit Alkoholkranken leben, bzw. deren Angehörige.

➤ Alkoholismus-Hilfe.de

www.alkoholismus-hilfe.de
Informationen zu Hintergründen, Diagnose und Behandlung.

➤ Anonyme Alkoholiker

Tel.: (08731) 32 57 30
E-Mail: aa-kontakt@anonyme-alkoholiker.de
www.anonyme-alkoholiker.de
»Unsere Website wendet sich in erster Linie an Alkoholikerinnen und Alkoholiker, die Hilfe suchen, und an Menschen, die sich fragen, ob sie vielleicht Alkoholikerin oder Alkoholiker sind oder die ein Problem mit Alkohol haben. Außerdem wollen wir Angehörige von Alkoholikern sowie die Öffentlichkeit und Fachleute, die sich für die Anonymen Alkoholiker interessieren, über uns informieren.« Hier finden Sie Informationen sowie unter der Rubrik »Intergruppen« auch Kontaktstellen in Ihrer Nähe.

Nach dem Grundmuster der Anonymen Alkoholiker haben sich viele andere Selbsthilfegruppen gebildet. Unter www.suchtmittel.de → Interaktiv (oder → Suchtberatung) finden Sie für Ihren Wohnort oder die Umgebung viele Kontaktadressen für unterschiedliche Süchte, außerdem Informationen über die jeweilige Problematik einer speziellen Abhängigkeit.

➤ Blaues Kreuz e.V.

Tel.: (0202) 62 00 30
www.blaues-kreuz.de

> **Deutsche Hauptstelle für Suchtfragen (DHS) e.V.**
Tel.: (02381) 901 50
E-Mail: info@dhs.de
www.dhs.de

> **NACOA**
Tel.: (030) 35 12 24 30
E-Mail: info@nacoa.de
www.nacoa.de; www.traudich.nacoa.de
Interessenvertretung für Kinder von Suchtkranken. Unter
»Hilfeangebote« finden Sie zahlreiche Anlaufstellen für
Selbsthilfe, Beratung und Therapie.

Auch für die verschiedensten anderen physischen und psychischen Störungen, Erkrankungen und Probleme gibt es in
Deutschland eine Vielzahl von Selbsthilfegruppen – siehe
zum Beispiel unter:
> www.arzt-und-gesundheit.de/start-arzt-und-gesundheit/
selbsthilfegruppen/frinfo-selbsthilfegruppen.htm
> www.medfuehrer.de/Psychiatrie-Psychologie/Wichtige-
Anlaufstellen/Selbsthilfegruppen.html
> www.medizin-netz.de/verzeichnisse/selbsthilfegruppen
> www.dag-selbsthilfegruppen.de
> www.selbsthilfenetz.de

Bibliografie

Hay, Louise L. (1988), Heile deinen Körper. Seelisch-geistige Gründe für körperliche Krankheit, Carlsbad, California: Hay House

Hay, Louise L. (1984) Gesundheit für Körper und Seele. Wie Sie durch mentales Training Ihre Gesundheit erhalten und Krankheiten heilen

Virtue. Doreen L. (1995), Der Hunger nach Liebe – Wie Sie Ihre Ess-Störungen liebevoll überwinden

Danksagung

Ich danke besonders Louise Hay für ihre unglaubliche Vision und bemerkenswerte Leistung. Sie hat es geschafft, enorm erfolgreich zu sein und Millionen von Menschen zu helfen, und ist sich und ihren Überzeugungen dabei nie untreu geworden.

Dank auch an dich, Reid Tracy, für deine Begeisterung, deine Energie und deine Hilfe bei der Veröffentlichung dieses Buches. Und an Jill Kramer für ihr Lektorat und ihren Glauben an dieses Projekt. Ein besonderer Dank an Dan Olmos, der am Anfang dabei war … und der immer in unseren Herzen sein wird.

Über die Autorin

Doreen Virtue ist promovierte Psychologin und hat zwei psychiatrische Frauenkliniken mit Schwerpunkt auf Missbrauchsproblemen geleitet. Im Rahmen ihrer Doktorarbeit widmete sie sich der Verbindung zwischen Missbrauch in der Kindheit und der späteren Entwicklung von Essstörungen. Dr. Virtues Arbeiten wurden in vielen Magazinen wie *Redbook, Woman's Day, Vegetarian Times, Shape, Fitness* und anderen vorgestellt. Sie war bei zahlreichen Fernsehshows zu Gast. 1995 folgte sie einer höheren Eingebung und beendete ihre Arbeit als konventionelle Psychotherapeutin, um mit Engeln zu arbeiten. Diese Wende in ihrem Leben und ihre Entdeckungen spiritueller Heilmethoden beschreibt sie in ihren Büchern, u.a. in »Dein Leben im Licht« und »Die Heilkraft der Engel«. Sie leitet Workshops zu spirituellen Themen in aller Welt. Mehr Informationen über ihre Workshops, Bücher, CDs und Orakelkarten finden Sie unter **www.AngelTherapy.com**

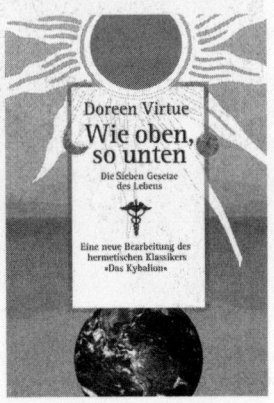

Doreen Virtue
Die Sieben Gesetze des Lebens
gebunden, 128 Seiten
€ 12,95
ISBN 978-3-86728-009-9

Die Sieben Hermetischen Gesetze – bearbeitet für das 21.
Jahrhundert. Das Kybalion umfasst die Studien der hermetischen Philosophie des Alten Ägypten. Es gilt als geheimnis-
volles und zugleich bedeutungsvolles Werk, das sich auf die
Lehre des großen Weisen Hermes Trismegistos bezieht. Bisher
wurde es nur einmalig 1908 schriftlich veröffentlicht, aber
vielen ist die Sprache nicht mehr zugänglich. Um die sieben
hermetischen Prinzipien bewahren zu können, hat Doreen
Virtue dieses Wissen in eine Sprache übersetzt, die dem 21.
Jahrhundert, aber auch der modernen Spiritualität entspricht.

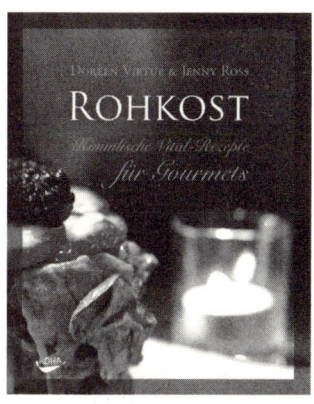

Doreen Virtue & Jenny Ross
ROHKOST
Himmlische Vital-Rezepte für Gourmets

€ 16,95
Paperback, 200 Seiten,

ISBN 978-3-86728-113-3

Genießen Sie alle gesundheitlichen Vorzüge einer an Frisch-
kost reichen Ernährung! Erfreuen Sie sich an der Ge-
schmacksvielfalt einer hochrangigen Küche! Mit einer Fülle
von Rezepten zeigen Ihnen Doreen Virtue und Jenny Ross,
wie Sie öko-köstliche Gourmetgerichte vollständig aus rohem
Obst und Gemüse, aus Keimen, Kräutern, Nüssen und vitali-
sierenden Superfoods zubereiten können.
Mexikanische, italienische, asiatische und amerikanische
Geschmacksnuancen machen stets aufs Neue Appetit darauf,
vom körperlichen, spirituellen und emotionalen Gewinn
einer der besten Ernährungsrichtungen zu profitieren. Sobald
Sie begonnen haben, die leicht nachzuvollziehenden Rezepte
umzusetzen, erkennen Sie: Es ist eine Lust, lebendige Nahrungsmittel ganz einfach in den Alltag zu integrieren!